U0336390

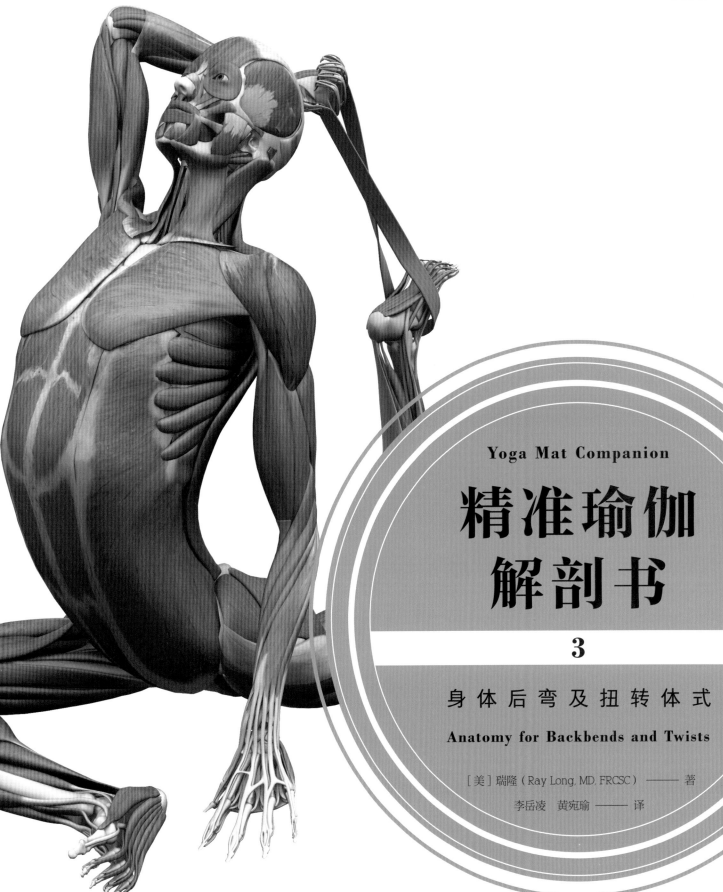

后浪

Yoga Mat Companion

精准瑜伽
解剖书

3

身体后弯及扭转体式

Anatomy for Backbends and Twists

［美］瑞隆（Ray Long, MD, FRCSC）——— 著

李岳凌　黄宛瑜——— 译

中国华侨出版社
北京

中文序

一本书的价值除了在于让阅读者可以领略精彩的内容，也一定要让其得到前所未有的提升。当接到后浪出版公司的邀约之后，我内心无比激动。因为这是一本带有强烈运动色彩的解剖书。我深耕于《功能解剖学》研究领域已有 7 年，对于全世界主流运动的理解和研究，也算有了一些小的心得和经验。

瑜伽和太极作为东方文化的重要组成部分，有太多的相似之处，也有着极其鲜明的迥异。瑜伽无论作为文化还是运动进入中国已经有 30 年。尤其在近 5 年，它得到了极速发展。各地的瑜伽场馆应运而生，学习瑜伽的人也日渐增多，但他们对于精准瑜伽解剖的认知仍然处于一个启蒙的阶段。

因此，我们面临一个不可回避的问题，即正确知识输入依然匮乏，粗糙的应用依然随处可见。那么，该如何去做好传播、做好引入？一本好的书籍就是最好的媒介。我在全国的培训中，很多瑜伽老师一直在跟随我学习，原因很简单：他们更需要一个了解人体功能的专业老师，去教他们学习基本解剖知识，让他们领略人体的神奇。瑜伽作为一项运动，不但可以改善不良的身体状态，同时也可以让浮躁的内心重获平静。

瑜伽人对于学习的渴望远远超出我的预料，他们对自己的严格要求、对客户的负责态度，每时每刻都在影响着我。翻开这本书，除了呈现出的精美的 3D 解剖体式分析，作者更是细腻地阐述每个细节，从基本到过渡，从过渡到提升，使得该书可谓是近年来难得的一本瑜伽类的功能解剖书籍。

翻看完毕，轻轻地放下这本书，我头脑里浮现的，是一幕幕那些受伤的瑜伽人经过正确知识的纠正后，慢慢回到自己喜爱的瑜伽中的场景。如果他们能更早接触这本书，或许那一切的不美好都不会发生。

在我浅薄的理解中，瑜伽是一项美而神圣的运动。美是因为它会让人慢慢地从体态到内心重塑自我，从傲娇到审视自己不足。神圣是因为它是一种文化的传播，一种能够触动内心深处的修为。它会让很多练习者开始慢慢改变，这种改变是正向的，因为过程中会接触到许多因为爱瑜伽而辞去令人羡慕的工作，专门从事瑜伽教学来惠及大众的瑜伽人。

人生的意义不在于我们做成了什么，而在于我们能够为自己、为社会付出了什么。但这一切，都源于我们能否有一本好的书籍，让我们正确认识自己的不足，从而让自己的知识架构发生改变。当知识架构搭好，地基形成，成长的代价就会越来越小。

广东医科大学·李哲人体科学工作室

目　录

简 介

瑜伽之路未必一帆风顺。梵文"asana"翻译成中文，意为"舒适而轻松的姿势"，实际上，瑜伽体式练起来，既不舒适也不容易。但随着练习的深入，它却能让你的生活变得轻松而自在。

我们为什么要把现代科学融入古老的哈他瑜伽？原因很简单，只要掌握科学技术，就可以自己规划练习内容，教学时也会更加自信。哈他瑜伽是一门修炼身体的艺术，现代科学则可帮助我们了解身体如何运作。

举个例子，假如你想加强上轮式，当你具备了解剖学、生物力学和生理学知识，那么在练习时便能全盘掌控每一项环节。又或者，你是一位瑜伽老师，学生做骆驼式时下背部略感不适，问你该怎么办，你马上想到本书介绍的腹腔"气囊扩张"效应，利用它就能轻松解决学生的难题。同样，你或你的学生要想加深扭转体式，加练习计划中不妨加进诱发式伸展，放松并拉长那些妨碍你扭转躯干的肌肉。除非你晓得怎么把科学原理融入瑜伽练习，否则这些技巧看起来毫不起眼，有的甚至违背直觉反应。不过别担心，本书会讲解技巧背后的原理，教你怎么将其运用于后弯及扭转体式的练习。

练习体式，应极力找出突破问题的瓶颈。柔软度不好，就用本书介绍的生理学技巧，拉长肌肉，突破障碍，锻炼柔软度。身体如果足够柔软，就用本书讲解的收束法，强化肌肉力量。

画家兼雕塑家的乔治·布拉克（George Braque）说："艺术是为了造成困扰，科学则令我们安心。"这句话的意思是说，艺术迫使人离开舒适地带，开拓全新的体验，而科学则提供扎实的基础和稳定性。瑜伽体式就像身体雕刻，带你走出安全环境，科学技术宛如一把精良的雕刻工具，配备在身，便能让你更理智而精准地练习体式。

如何使用本书

练习瑜伽就像穿越一道道大门，每开启一扇门，你就会发现体式的全新可能。开启第一道门的钥匙，是要理解各个体式的关节位置。我们一旦认识了关节位置，自然懂得判断哪些肌肉控制体式的外观、哪些肌肉被伸展开来。启动正确的肌肉是使关节处于正位的不二法门，我们通常从原动肌开始。原动肌群一旦被启动，骨骼便随之处于正位。深化体式的要领在于善用生理学知识，以拉长各个体式所延展的肌群。若能掌握以上重点，姿势自然到位，瑜伽的益处也会逐渐显现，包含增加柔软度、高度觉知、身心愉悦，以及深层的放松。

本系列图书的内容具有固定结构，每册专论一两类瑜伽体式，并涵盖以下章节：

- **重要概念**：介绍瑜伽体式的生物力学和生理学原理。
- **收束瑜伽法则**：练习瑜伽体式时，如能善用这五个简单的步骤，便能提升柔软度、耐力和精准度。
- **体式介绍**：详细解说各个体式。
- **动作索引**：解释身体动作的形态和名称，并绘制图表，清楚罗列出每个动作会用到的肌群。
- **解剖学索引**：以图解方式介绍骨骼、韧带和肌肉（注明肌肉的起端、止端和动作）。
- **术语解释**
- **梵文发音与体式索引**
- **中英文体式名称索引**

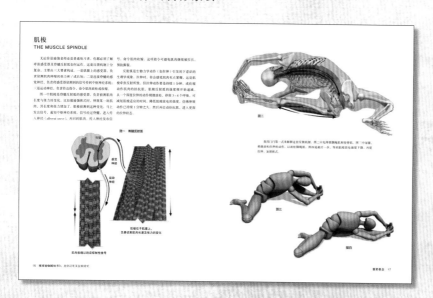

图一 重要概念这章将教你怎么把生物力学和生理学知识运用在体式练习中。必须先熟读此部分，后面更要时常回头复习。

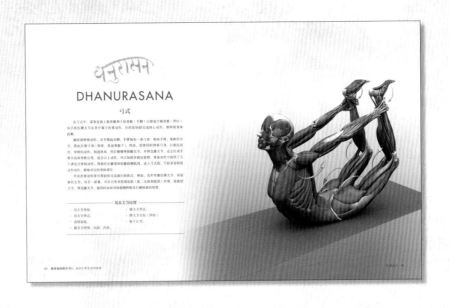

图二 每个瑜伽体式的第一页都会介绍关节的基本动作和位置，并提供体式的梵文名称和中、英文译名。由此你将认识各个体式的基本信息，并清晰掌握各项细节。

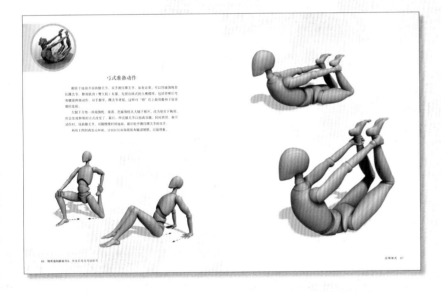

图三 准备动作这一页的内容将引导你慢慢进入某个瑜伽体式。如果你是瑜伽新手，或练习的时候感觉肌肉有点紧绷，那么请你改为采用这些替代式。一般说来，替代式所动用到的肌群与完成式并无不同。无论练习哪种替代动作，皆可让你从中获得益处。

图四 本书利用详细的步骤解说图，教你如何收缩（启动）控制关节位置的肌群，结尾则简要归纳所有伸展的肌群。深浅不等的蓝色代表收缩的肌肉（原动肌群以深蓝色标示），红色则代表被拉伸的肌肉。善用体式的步骤解说，你便能充分掌握各个体式的解剖学知识。

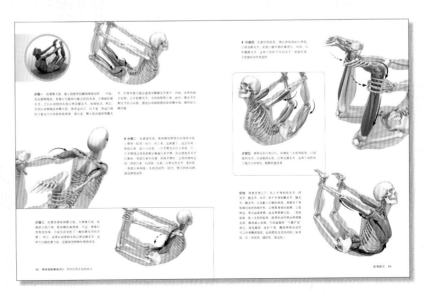

练习指南

我们整天思虑不断，操心工作、人际关系以及眼前面临的问题。练习瑜伽能让我们暂时摆脱俗事，转移注意力。直到返回日常活动的那一刻，我们才发现自己看待事情的角度改变了，不管何事盘踞脑海，心境已然不同。

禅定冥想和体式练习，都强调凝视点，其梵文是"drishti"，它可以落于呼吸，也可落在身体某个部位、某处收束，乃至墙上某一点。哈他瑜伽是进入禅定的有效途径，一旦开始练习，身体就成了传输的媒介——练习者通过肉体层面的聚焦，带动心灵层面的转换。

我们可借助三角形原理（Triangulation）锁定体式的焦点。三角形原理原本是电影工作者为了将注意力集中在特定角色而发展出来的叙事手法。例如，两个角色串通，影响到第三方，于是第三方做出反应，又引发新的动作，如此不断循环，保持故事发展。整个过程运用了三角形原理，剧中每个角色代表三角形的一点。

三角形原理也可应用在体式练习上，比如在坐立前屈式中，收缩腰肌，以屈曲髋关节，造成骨盆前倾、腘绳肌的起端后移。然后，收缩股四头肌，以伸展膝关节，令腘绳肌的止端（附着在小腿上）往足底方向移。骨盆拉着腘绳肌一端，胫骨则拉着腘绳肌另一端，伸展焦点于是就落在腘绳肌上。

动作并未就此结束，凝视点会随动作改变而转移。我们同样用坐立前屈式讲解，通过收缩肱二头肌，以屈曲肘关节，凝视点现在移到手臂。同时启动腹肌，以屈曲躯干。两个动作（或角色）一结合，便可拉长背部的竖脊肌。

姿势流动串联，能刺激人体分泌神经传导物质，也就是俗称的脑内啡。脑内啡作用的大脑感受器和止痛剂（吗啡）作用的对象相同，因此，脑内啡也会使人产生幸福、安适之感。若将科学知识融入体式练习，便会增加脑内啡的分泌，扩大意识转换的幅度。

练习时，凝视点应落在控制体式的肌群，如此一来，你的体式和冥想入定的状态才会进步，产生正向反馈回路。练习体式时，生物力学提供功能性焦点，体式又引起化学变化，加强禅定的深度，拉长冥想的时间。

重要概念

KEY CONCEPTS

主动肌和拮抗肌的关系：交互抑制作用
AGONIST/ANTAGONIST RELATIONSHIPS: RECIPROCAL INHIBITION

练习瑜伽体式时，主动肌和拮抗肌会在全身上下构成生理学及生物力学焦点。关节的角度和摆位，决定了体式形态。主动肌收缩，可缩小关节的角度，反观关节另一侧，拮抗肌伸展，关节角度变大了。充分掌握主动肌和拮抗肌的关系，才能精准控制体式。

等你对关节周围的肌肉了如指掌，你便可收缩特定肌肉，以创造及修正体式。检查全身焦点部位，启动主动肌，运用三角形原理，锁定其拮抗肌（就像练习指南中描述的那样）。肌肉收缩，可缩小起端和止端的距离。而与之相对应的拮抗肌，其起端和止端的距离分得更开，肌肉被拉长。

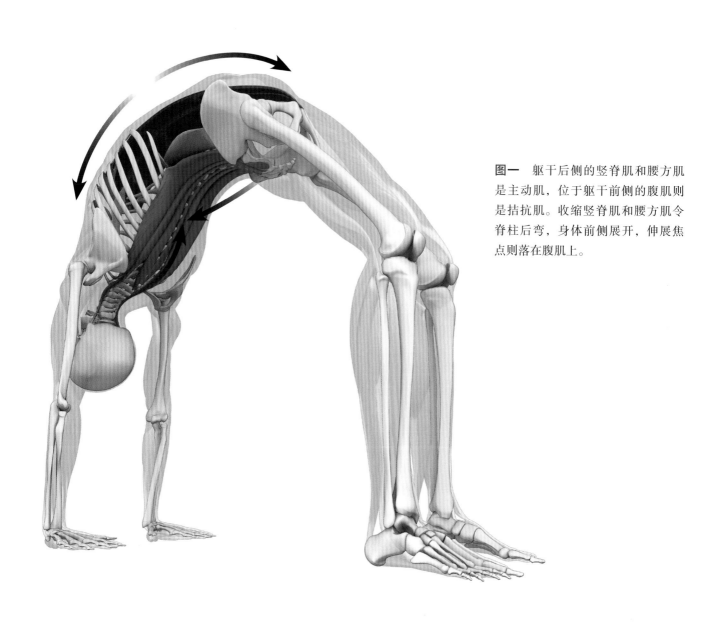

图一 躯干后侧的竖脊肌和腰方肌是主动肌，位于躯干前侧的腹肌则是拮抗肌。收缩竖脊肌和腰方肌令脊柱后弯，身体前侧展开，伸展焦点则落在腹肌上。

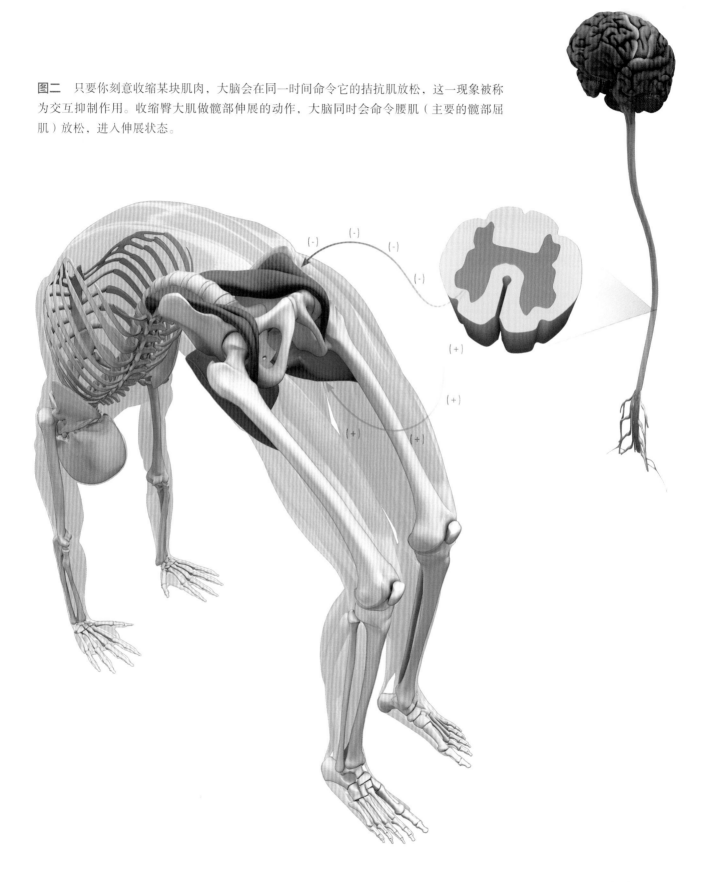

图二　只要你刻意收缩某块肌肉，大脑会在同一时间命令它的拮抗肌放松，这一现象被称为交互抑制作用。收缩臀大肌做髋部伸展的动作，大脑同时会命令腰肌（主要的髋部屈肌）放松，进入伸展状态。

(-)　(-)　(-)

(-)

(+)

(+)

(+)　(+)

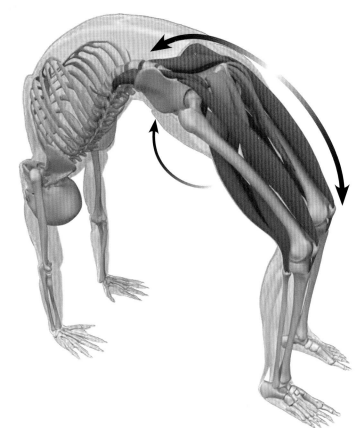

图三　这张图呈现出另一组髋部肌肉的交互抑制作用。在上轮式中，要用腘绳肌做出髋部伸展的动作。在一般情况下，腘绳肌属于膝关节的屈肌肌群，但这里，我们先把双脚固定在瑜伽垫上，再尝试将双脚往手的方向移动。双脚实际上不会挪移，但这项尝试能够启动腘绳肌，加深髋部伸展的程度。也就是说，我们现在要将三角形原理的伸展焦点落在腰肌及其协同肌（股直肌、耻骨肌、长／短收肌）上。

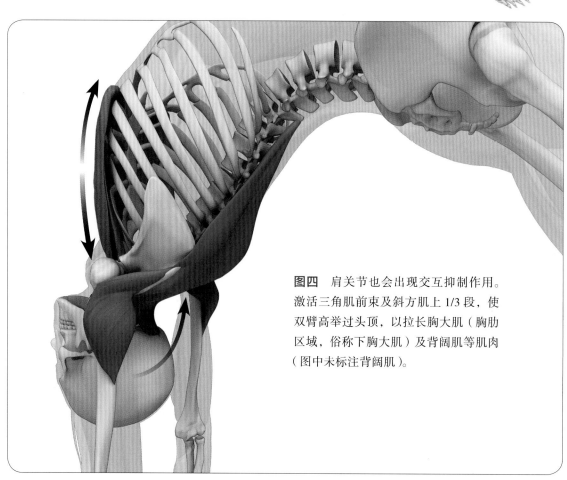

图四　肩关节也会出现交互抑制作用。激活三角肌前束及斜方肌上1/3段，使双臂高举过头顶，以拉长胸大肌（胸肋区域，俗称下胸大肌）及背阔肌等肌肉（图中未标注背阔肌）。

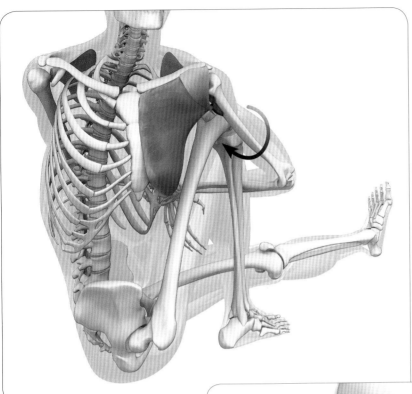

图五 启动胸大肌、三角肌前束及肩胛下肌，以内旋肱骨。

图六 练习圣哲玛里琪第三式这一类体式时，伸展焦点就落在冈下肌、小圆肌及三角肌后束上。

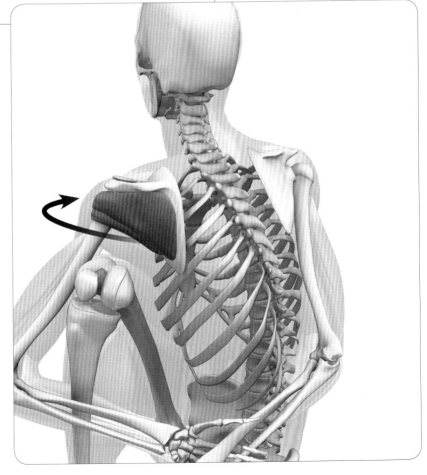

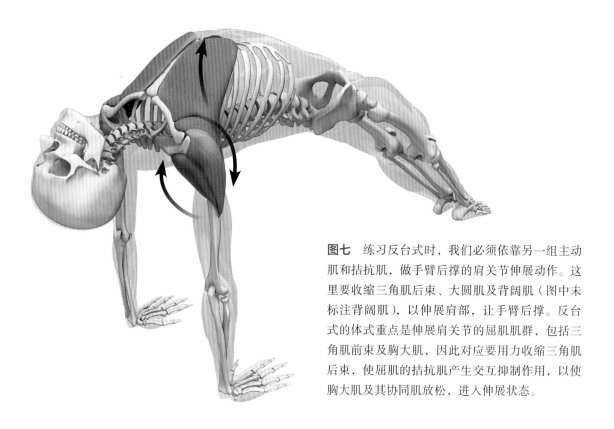

图七 练习反台式时，我们必须依靠另一组主动肌和拮抗肌，做手臂后撑的肩关节伸展动作。这里要收缩三角肌后束、大圆肌及背阔肌（图中未标注背阔肌），以伸展肩部，让手臂后撑。反台式的体式重点是伸展肩关节的屈肌肌群，包括三角肌前束及胸大肌，因此对应要用力收缩三角肌后束，使屈肌的拮抗肌产生交互抑制作用，以使胸大肌及其协同肌放松，进入伸展状态。

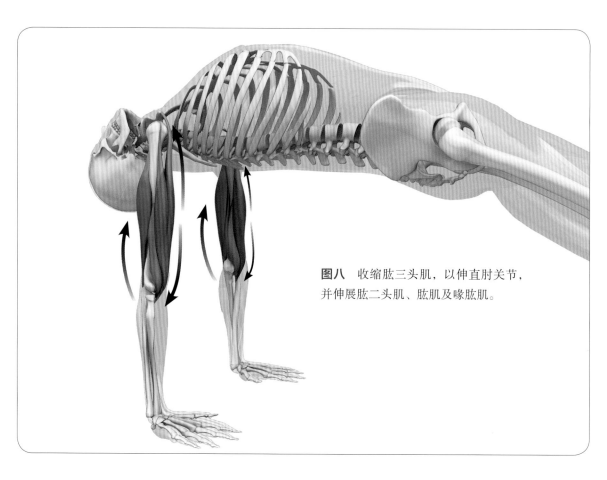

图八 收缩肱三头肌，以伸直肘关节，并伸展肱二头肌、肱肌及喙肱肌。

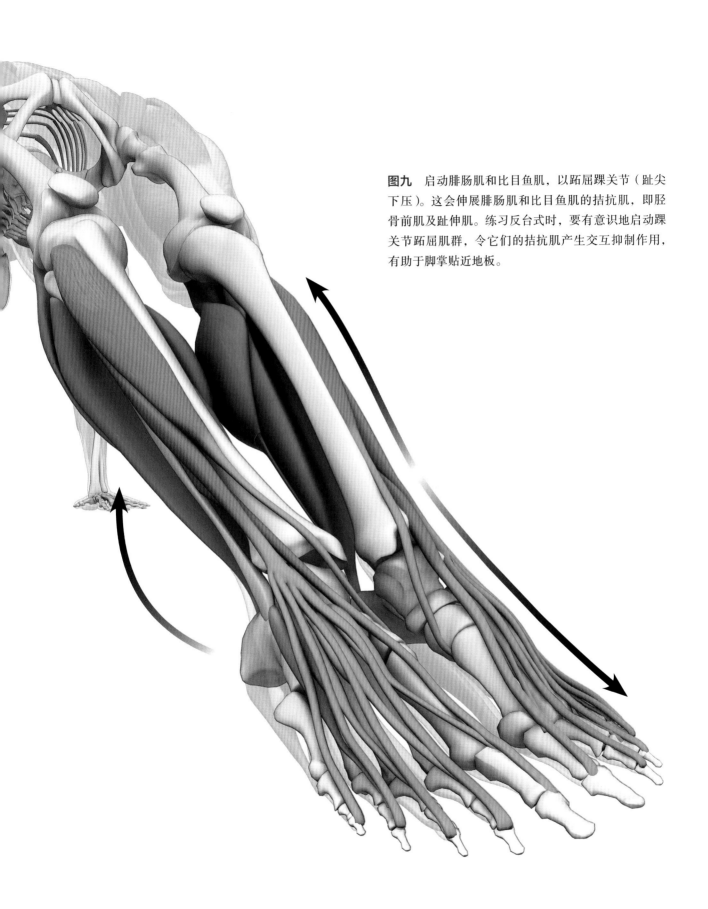

图九 启动腓肠肌和比目鱼肌，以跖屈踝关节（趾尖下压）。这会伸展腓肠肌和比目鱼肌的拮抗肌，即胫骨前肌及趾伸肌。练习反台式时，要有意识地启动踝关节跖屈肌群，令它们的拮抗肌产生交互抑制作用，有助于脚掌贴近地板。

关键肌肉的单独启动
KEY MUSCLE ISOLATIONS

要创造体式焦点，需启动控制体式的肌肉，令骨骼进入正位。但有些肌肉活动不明显，你或许不知道该如何单独启动某块特定的主动肌，在此将提供一些启动诀窍。请你利用这些提示（或发展你自己的独门诀窍）来改善你的练习和教学。

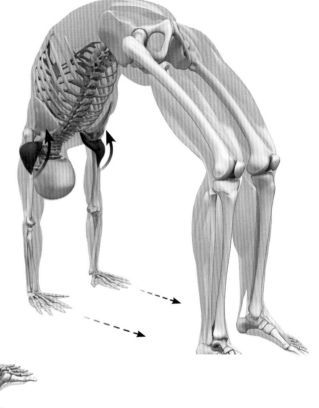

图一　在上轮式中，我们要单独启动三角肌前束，做手臂支撑的肩部伸展动作。启动三角肌前束的诀窍是，双手试着往双脚的方向移动。由于双手固定在瑜伽垫上，实际上不会挪移，但这项尝试却可单独启动三角肌前束，把胸部前拉，深化体式。

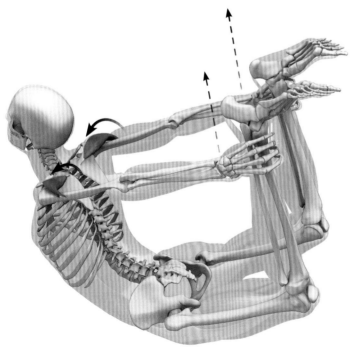

图二　在弓式中，体式焦点落在三角肌后束，做手臂后举的肩部伸展动作，以加深后弯的程度。单独启动三角肌后束的诀窍是，双手握住踝关节上抬。

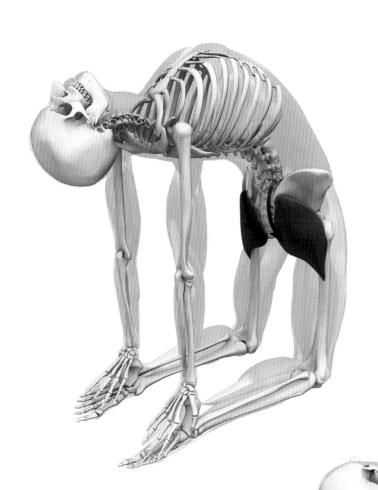

图三 启动原动肌，以调整基本关节位置。比如在后弯体式中，我们要做髋部伸展动作。而臀大肌就是这个动作的原动肌，所以尾骨要内卷，同时收缩臀部，借此启动臀大肌。这不仅能加深髋部伸展动作，也令骶骨向下倾斜（后屈），避免腰椎过度后弯。同时，臀部肌肉一收缩，髋部屈肌马上产生交互抑制作用，放松并进入伸展状态。

图四 在骆驼式中，体式焦点上移，做后弯姿势下的挺背动作。这会单独启动竖脊肌和腰方肌，使之与身体前侧肌肉（包含腹直肌）产生交互抑制作用，进入伸展状态。

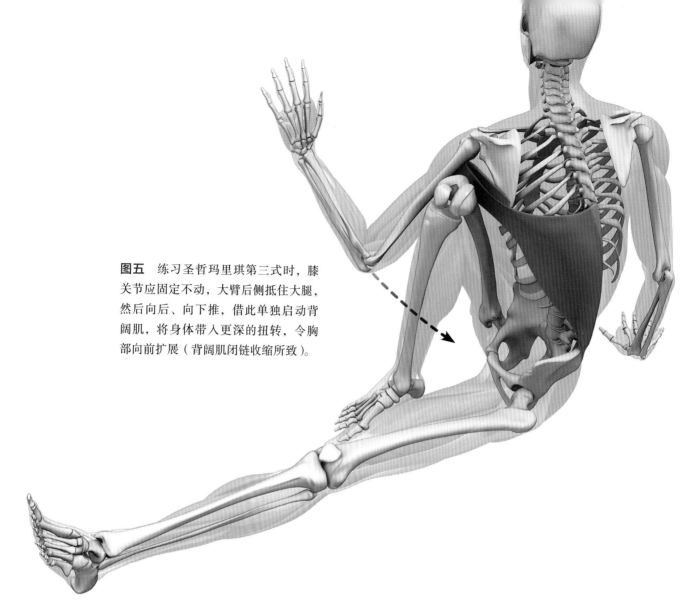

图五 练习圣哲玛里琪第三式时，膝关节应固定不动，大臂后侧抵住大腿，然后向后、向下推，借此单独启动背阔肌，将身体带入更深的扭转，令胸部向前扩展（背阔肌闭链收缩所致）。

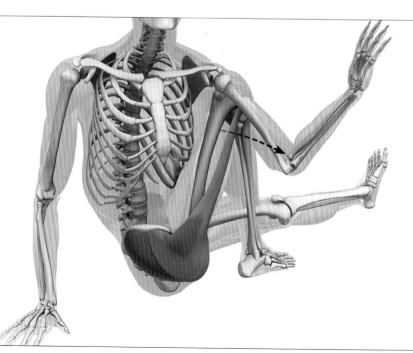

图六 手臂固定不动，膝关节外侧抵住手臂向外推，借此启动髋关节展肌（即阔筋膜张肌和臀中肌）。由于手臂固定住，大腿无法向外（外展），展肌收缩的力量反而造成髋关节内旋（展肌的次要动作是内旋），将下半身转离上半身，从而加强扭转动作。

图七　练习侧扭转坐式时，单手放于对侧膝上，然后将其后拉，借此启动肱三头肌、三角肌后束及背阔肌。这会转动躯干并扩展胸部（展肌的次要动作是内旋），将下半身转离上半身，加强扭转动作。

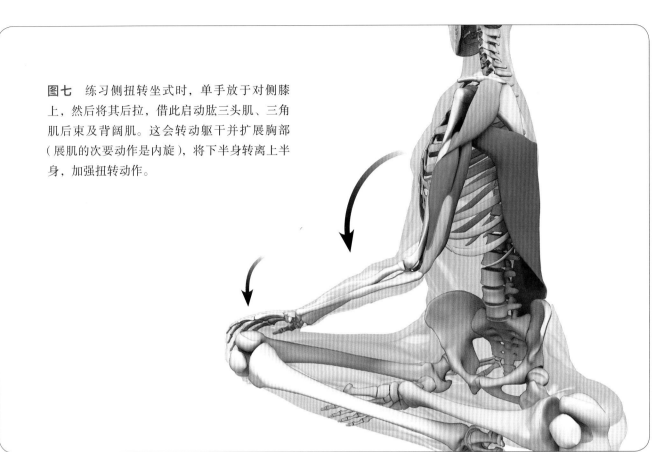

图八　另一只手压在瑜伽垫上，然后尝试向前"推"（仿佛要抬高手臂），借此启动肱二头肌、肱肌、三角肌前束、胸大肌、前锯肌。锁定这些肌群，会把躯干带入更深的扭转状态。

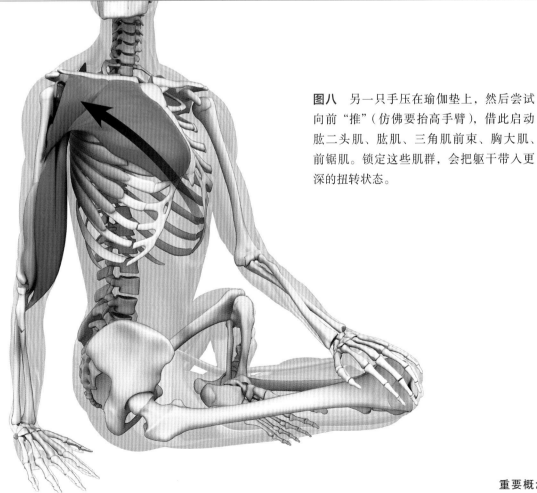

肌梭
THE MUSCLE SPINDLE

无论你是瑜伽老师还是普通练习者，你都必须了解牵张感受器及脊髓反射弧如何运作。这套反馈机制十分复杂，主要由三大要素构成。一是肌腹上的感受器，负责侦测肌肉伸缩的张力和／或长短；二是连接脊髓的感觉神经，负责将感受器侦测到的信号传到中枢神经系统；三是运动神经，负责传达指令，命令肌肉放松或收缩。

图一中肌梭是脊髓反射弧的感受器，负责侦测肌肉长度与张力的变化。比如做瑜伽体式时，伸展某一块肌肉，其长度和张力增加了。肌梭侦测到这种变化，马上发出信号，通知中枢神经系统。信号经过脊髓，进入传入神经（afferent nerve），再回到肌肉。传入神经发布信号，命令肌肉收缩。这项指令可避免肌肉继续被拉长，预防撕裂。

反射弧是生物力学动作（如拉伸）引发的下意识的生理学现象。拉伸时，你会感觉肌肉有点紧绷，这是肌梭牵张反射所致。但拉伸动作要是持续 1 分钟，或收缩动作肌肉的拮抗肌，肌梭反射弧的强度便开始递减。从一个深度拉伸的动作稍微放松，停留 3~4 个呼吸，可减短肌梭适应的时间，降低肌梭放电的强度，仿佛伸展动作已持续 1 分钟之久。然后再启动拮抗肌，进入更深的拉伸状态。

图一　脊髓反射弧

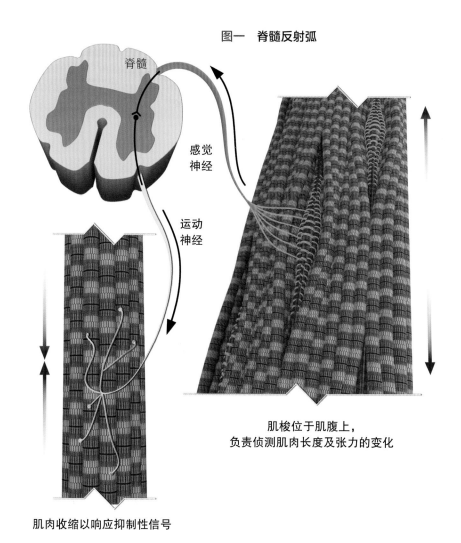

脊髓

感觉神经

运动神经

肌梭位于肌腹上，
负责侦测肌肉长度及张力的变化

肌肉收缩以响应抑制性信号

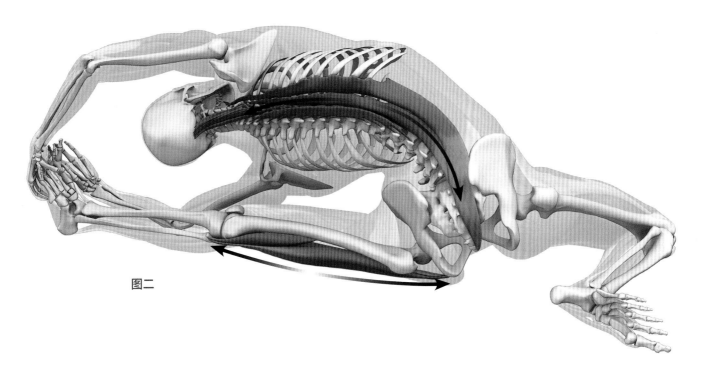

图二

我用门闩第一式来解释这套反馈机制。图二中先伸展腘绳肌和竖脊肌。图三中屈膝，稍微放松拉伸的动作，以放松腘绳肌。图四是最后一步，等到肌梭放电强度下降，再度拉伸，加深体式。

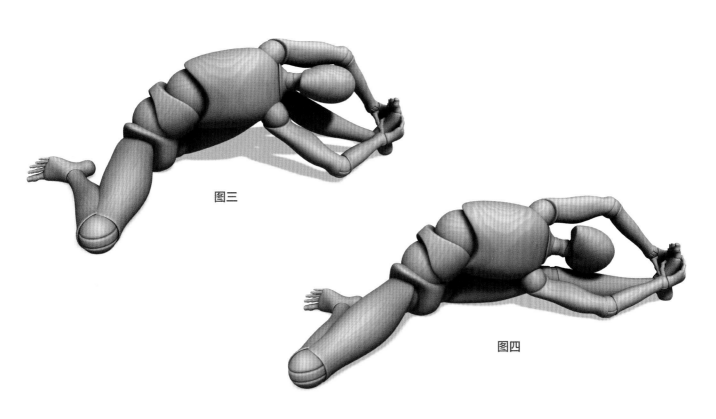

图三

图四

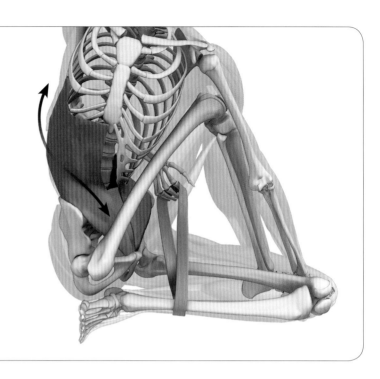

图五 练习半鱼王式时，也可以运用这项技巧。手脚相连，体式焦点便落在躯干上，可以拉伸腹部斜肌。这会刺激肌梭的牵张感受器，导致腹部斜肌反射性收缩。

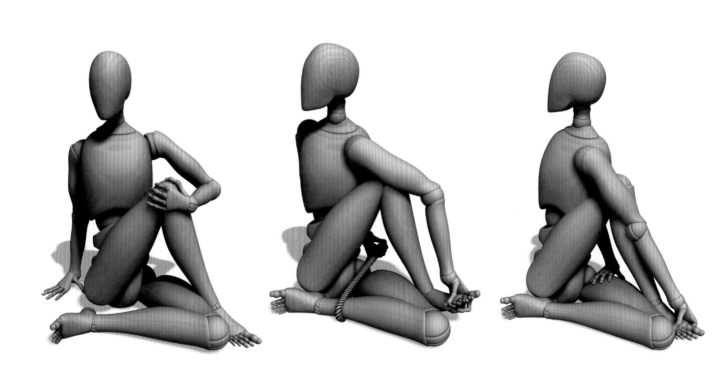

图六 稍微放松拉伸动作，但腹部斜肌仍维持拉伸状态，让肌梭适应一下。在这个姿势停留几个呼吸，然后，再利用手臂和脚的连接，创造生物力学杠杆支点，加深体式。

图七

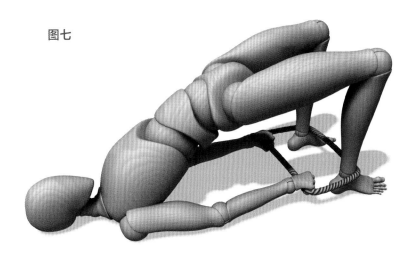

　　后弯时，拉伸焦点会落在髋部屈肌。先做较为和缓的后弯体式（如桥式，见图七），在此停留几个呼吸，等髋部屈肌的肌梭适应拉伸的动作，再进入更深的后弯状态（如上轮式，见图八）。

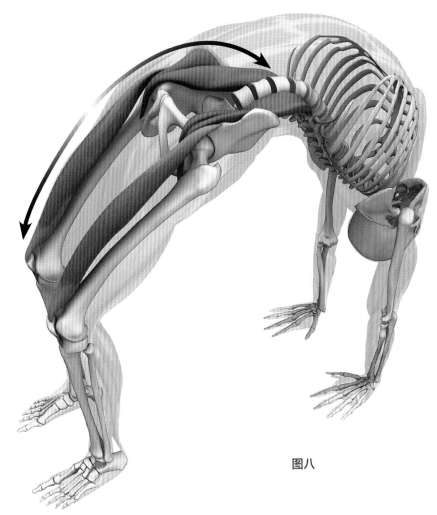

图八

诱发式伸展（促进伸展）
FACILITATED STRETCHES

诱发式伸展与另一个脊髓反射弧——高尔基腱器协同运作。这个感觉感受器位于肌肉－肌腱连接处，每当察觉到张力过大，它就会通知脊髓，由脊髓命令肌肉放松，避免肌腱撕裂，这一现象被称为放松反应（relaxation response）。现在，我们要利用放松反应，来拉长你想伸展的目标肌肉（见图一）。

所谓诱发式伸展，意为收缩我们正在拉伸的目标肌肉，这会增强高尔基腱器的放电强度，扩大放松反应。放松反应会在停止收缩之后的两三秒再攀至高峰，这时，要赶紧利用"松弛"的空档，拉长肌肉。诱发式伸展的动作步骤如下：

1. 锁定你想拉长的肌肉。

2. 运用生物力学原理以拉伸目标肌肉。

3. 短暂收缩正在拉伸的目标肌肉，维持几个深沉而平稳的呼吸。

4. 放松收缩的动作，然后小心翼翼拉伸刚才松弛的部分，加深体式。

图一　脊髓反射弧

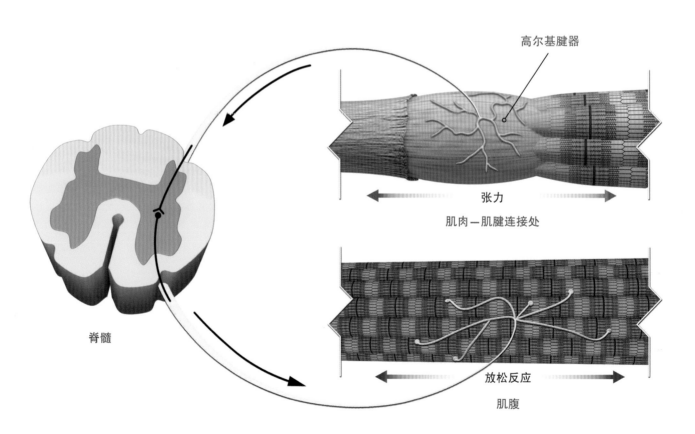

高尔基腱器

张力

肌肉－肌腱连接处

脊髓

放松反应

肌腹

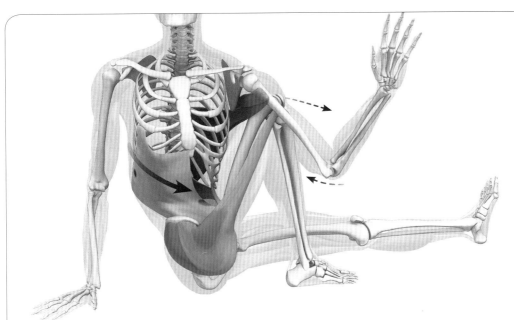

图二 在圣哲玛里琪第三式中，拉伸焦点是腹部斜肌，因此可以用诱发式伸展来拉长腹部斜肌，进而加深扭转。先进入拉伸动作，拉伸腹部斜肌。然后，大臂后侧压向大腿，借此收缩阔筋膜张肌、臀中肌、背阔肌。维持姿势不变，但要启动腹肌，尝试放松扭转的动作。

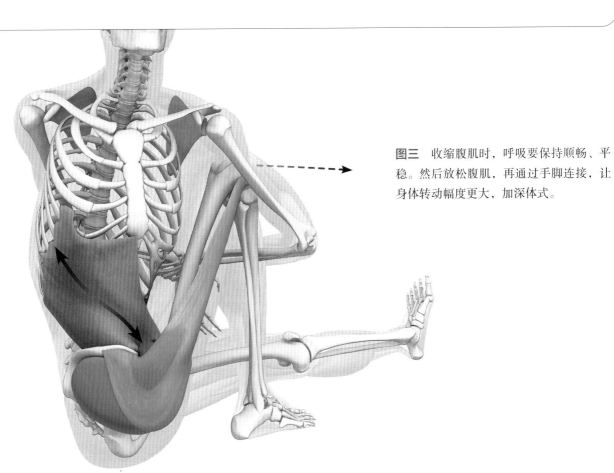

图三 收缩腹肌时，呼吸要保持顺畅、平稳。然后放松腹肌，再通过手脚连接，让身体转动幅度更大，加深体式。

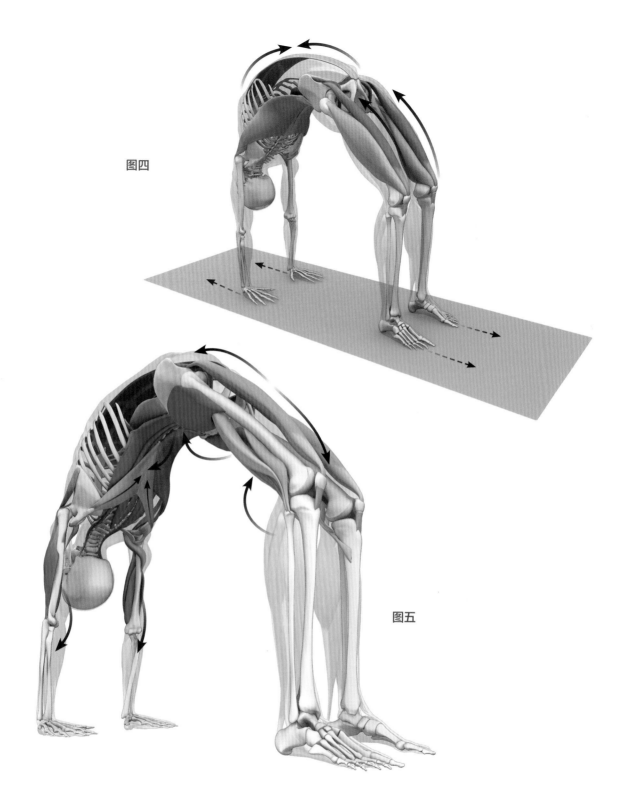

图四

图五

在上轮式中，拉伸焦点落在躯干及骨盆前侧的腹直肌、腰肌、股直肌上。我们可用诱发式伸展来拉长这些肌肉。启动腹肌，双手尝试推离双脚（见图四）。推离动作过程中应持续几个稳定的呼吸，然后收缩竖脊肌、臀大肌和腘绳肌，以加深后弯（见图五）。启动躯干前侧肌肉，会使原本拉伸的肌肉产生交互抑制作用，强化放松反应。这就是结合脊椎反射弧来加深瑜伽体式的例子。

关键肌肉的共同启动
KEY CO-ACTIVATIONS

所谓共同启动，意指同时收缩两块及以上的肌肉。也就是说，可同时启动关节两侧的主动肌／拮抗肌，或同时收缩不同部位的肌肉。共同启动可以加深并稳定体式。

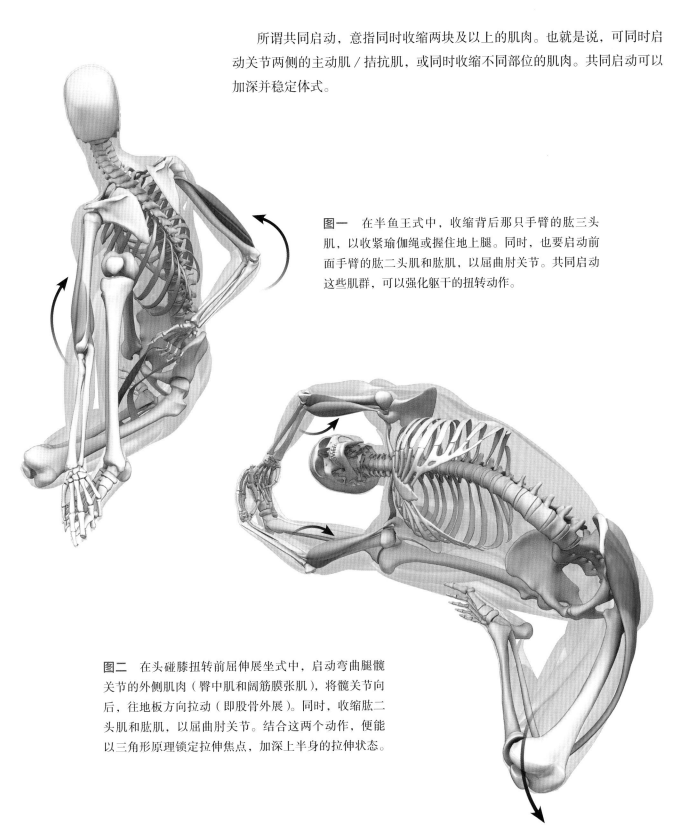

图一　在半鱼王式中，收缩背后那只手臂的肱三头肌，以收紧瑜伽绳或握住地上腿。同时，也要启动前面手臂的肱二头肌和肱肌，以屈曲肘关节。共同启动这些肌群，可以强化躯干的扭转动作。

图二　在头碰膝扭转前屈伸展坐式中，启动弯曲腿髋关节的外侧肌肉（臀中肌和阔筋膜张肌），将髋关节向后，往地板方向拉动（即股骨外展）。同时，收缩肱二头肌和肱肌，以屈曲肘关节。结合这两个动作，便能以三角形原理锁定拉伸焦点，加深上半身的拉伸状态。

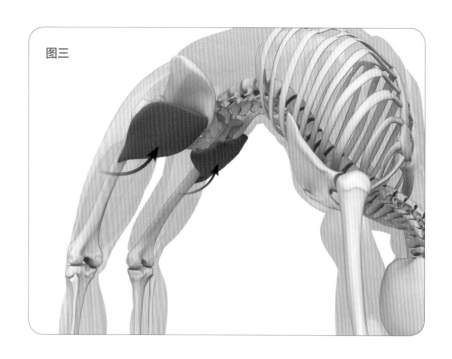

图三

任何后弯体式，不管屈曲幅度大小，都要伸展髋关节。所以在后弯体式中，需要收缩臀大肌（见图三）以充分伸展髋关节，令骨盆后倾，创造髋部屈肌的交互抑制作用（髋部屈肌是后弯体式中需要伸展的一块肌肉）。

在后弯体式中收缩臀大肌有个缺点，即会造成髋关节外旋，双腿膝关节外张。因此必须共同启动相关肌肉，才能避免膝盖分开的缺点，又能保证收缩臀大肌以伸展髋关节的好处（见图四、图五）。

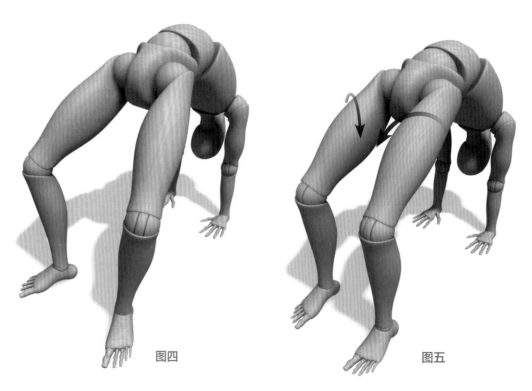

图四   图五

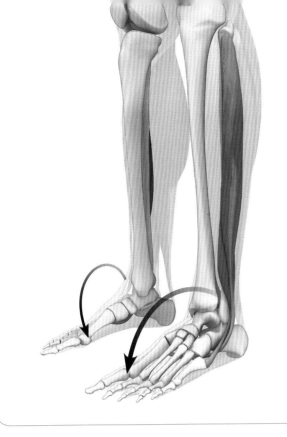

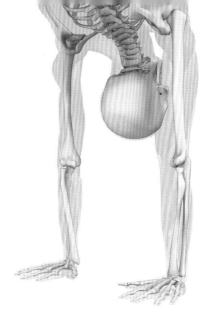

图六 首先，足底球状部位下踩，借此启动小腿外侧的腓骨长、短肌，固定双脚。

图七 然后，双脚足尖尝试拖向两边（外展）。由于双脚固定在瑜伽垫上，实际上不会挪移，但外展的尝试却能启动阔筋膜张肌和臀中肌。阔筋膜张肌和臀中肌不仅是髋关节的外展肌，也是髋关节的内旋肌。因此，这一诀窍可抵消臀大肌外旋的力量，令股骨内旋。

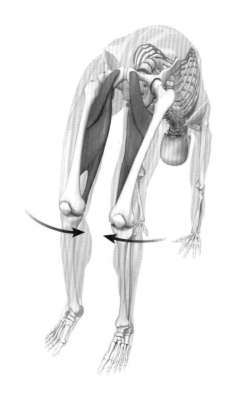

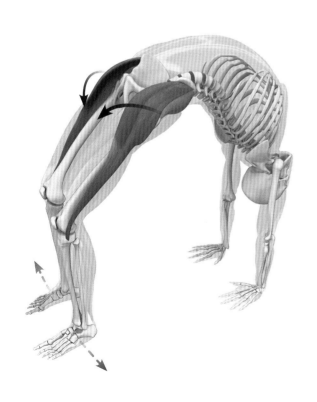

图八 启动大腿的内收肌，把双脚膝关节拉向中间。记住，内收肌群会促使臀大肌外旋髋关节，导致双腿膝关节分开。这就是为什么我们在图五中必须共同启动阔筋膜张肌和臀中肌。

收束
BANDHAS

　　肌肉共同启动也会在全身上下创造收束或"锁"。这些"锁"最后就成了体式焦点，然而，它们不仅是身体层面的焦点，也是心灵层面的焦点。收束还可以稳定关节，刺激感觉神经，将体式特征深深烙印在脑海中。诱发式伸展和肌肉共同启动关系密切，皆可用来创造收束。

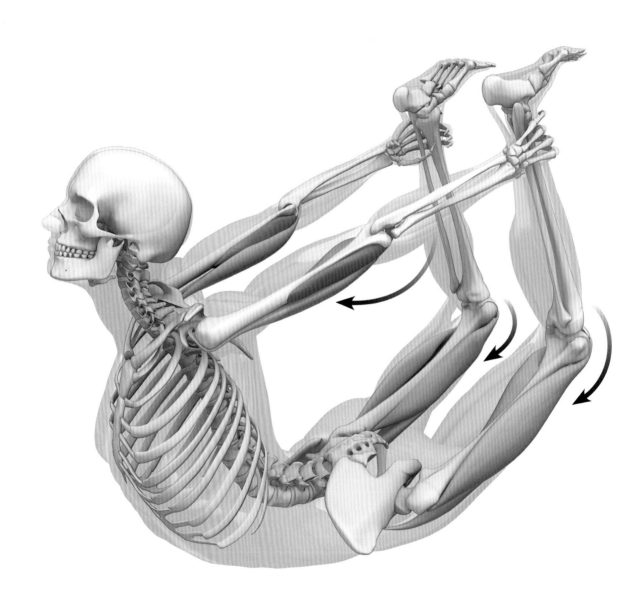

图一　图中展示了如何把肌肉共同启动的原理运用在弓式中。收缩肱二头肌和肱肌，以屈曲肘关节，同时要启动股四头肌，以伸直膝关节。结合这两个动作，可加深并稳定体式。

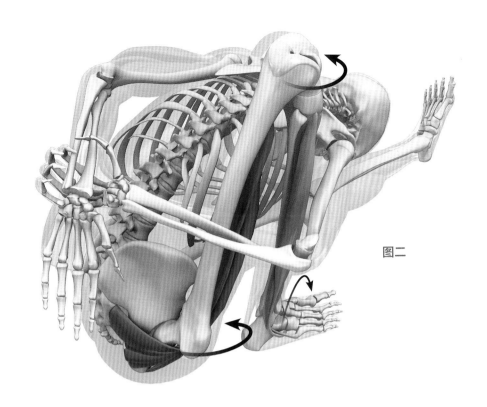

图二

在圣哲玛里琪第一式中，躯干转向一侧，骨盆和下肢却转向另一侧，结合这两个动作，可在躯干创造收束，身体感觉像被人"拧转"一样。首先，弯曲腿的足底球状部位用力下踩，借此启动腓骨长、短肌。再启动外侧腘绳肌（即股二头肌），令大腿和小腿彼此夹紧。接着，尾骨内卷，启动深层的髋关节外旋肌。共同启动以上肌肉，可以外旋弯曲腿这一侧的髋关节（见图二）。髋关节保持外旋，然后腹部收缩，躯干朝另一侧转（见图三）。观察这一连串动作如何在腹部和骨盆处创造收束。

图三

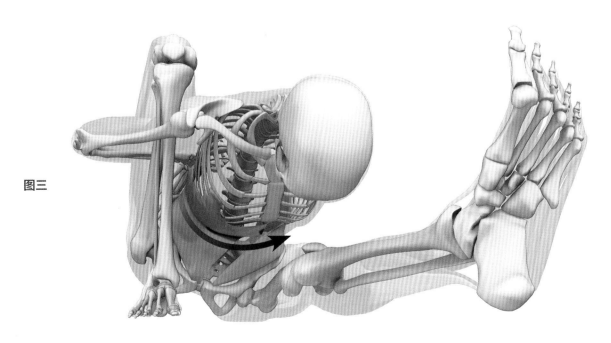

做后弯体式时，要用收束及肌肉共同启动的技巧来保护腰椎，提高稳定度。例如，练习骆驼式时，要轻轻启动腹肌（见图四）。启动腹肌有三个好处：第一，可创造腹肌的诱发式伸展；第二，将腹腔内脏压向腰椎，可有效支撑腰椎，避免其过度伸展，这就是"腹腔气囊"扩张效应（见图五）；第三，启动腹直肌，便可带动耻骨，使骨盆后仰，这能够缓解腰椎过度伸展的情况。

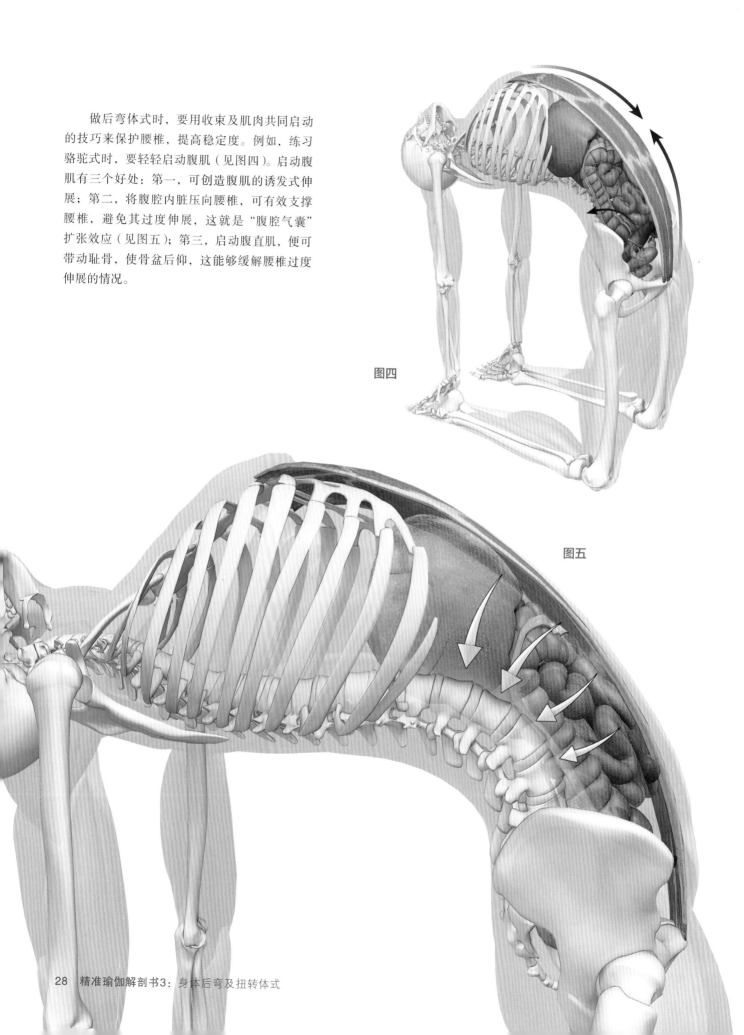

图四

图五

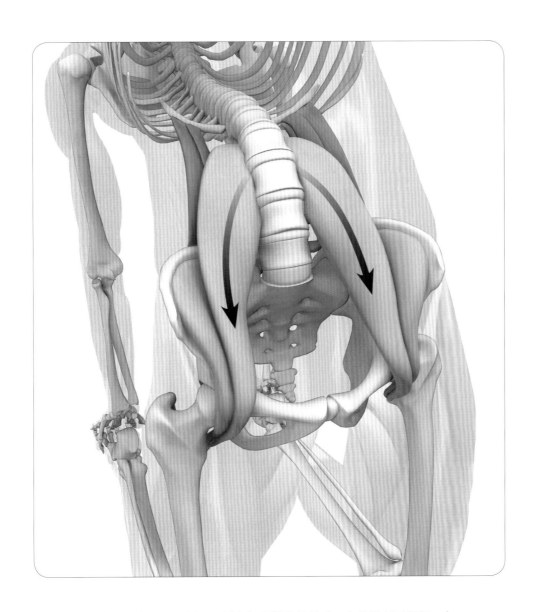

图六 图中展示了腰肌、腰方肌和腰椎的关系。向前拱起下背部，令腰方肌收缩。腰方肌的神经与腰大肌相连，所以腰方肌收缩时，腰大肌也会自动启动，两块肌肉一起撑住腰部。等你后弯到底，然后试着稍微屈曲髋关节，就能善用三者之间的关系。因为拱起下背部原本就会使腰大肌收缩，如果再屈曲髋关节，便能加强腰大肌收缩的力量。

收束瑜伽法则

THE BANDHA YOGA CODEX

每个体式都有独特的形式与功效。在某一体式中收缩的肌肉，到了其他体式中可能就是伸展状态。因此，拥有一张指路图会很有帮助，它会指引你做到最理想的体式。不过，上上策还是自己培养能力，创造一张个人的专属路线图。收束瑜伽法则这一章，就是教你怎么达成这项目标。

每个体式都由五个要素构成，分别是：关节位置、为了完成这些摆位而需调动的肌肉、为了完成这些摆位而需伸展的肌肉、呼吸和收束。只要认识了关节位置，就可以确认哪块肌肉是原动肌，进而启动它。原动肌一启动，你便能塑造出某个体式的形态，然后再利用其他协同肌来进一步细微调整体式。原动肌既然已经确定，你自然就晓得应该伸展哪些肌肉。最后再运用生理学技巧，拉长对应肌肉，增加肌肉的活动幅度，加深体式。

其次是呼吸。几乎每个体式都有助于你从扩展胸腔的动作中获取好处，结合呼吸辅助肌及横膈膜的动作，以增加胸廓的容积。这会增加血液含氧量，排除精微体的能量障碍。

收束则是最后的点睛之笔。你只要共同激活那些控制关节位置的肌群，就能在全身上下创造收束。然后，把身体四肢收束连接到核心收束，这会稳定你的姿势，将体式的感受牢牢记在心里。

收束瑜伽法则包含五个步骤，这些步骤教你辨识五个要素，进而可以解读所有瑜伽体式。收束瑜伽法则是引路人，指引你编绘一张结合科学与瑜伽的地图。这一章将以弓式作为范例来讲解。

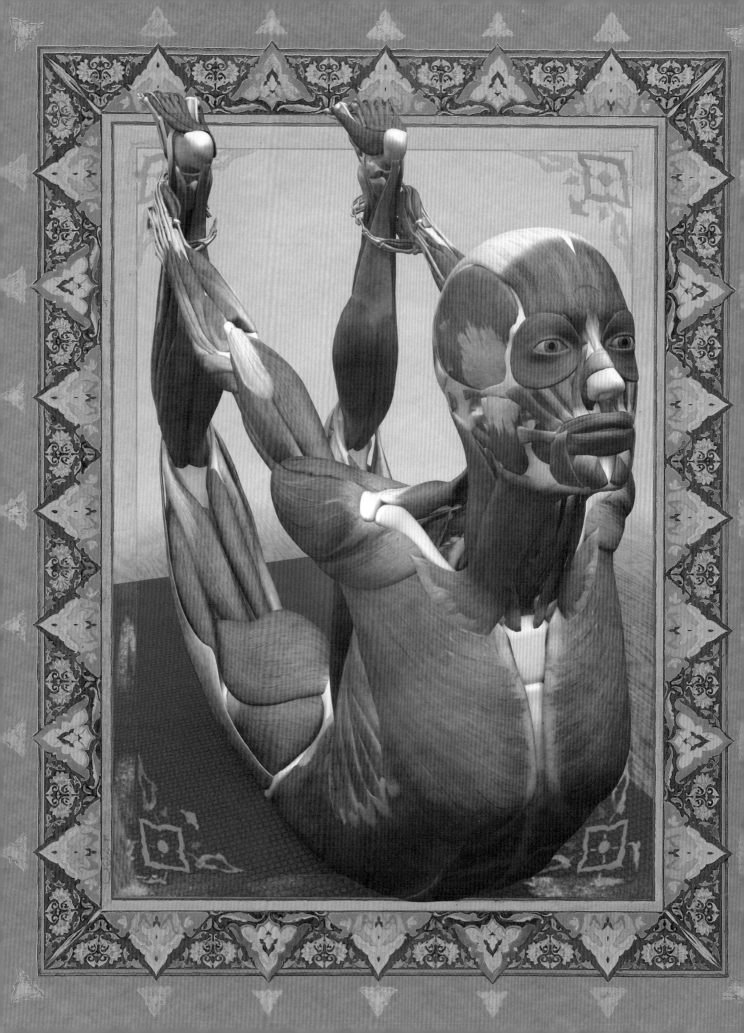

收束瑜伽法则

1

确认体式所使用的关节位置。

2

确认体式中所使用的原动肌。

收缩这些肌肉，让骨骼稳定，进入正位。

3

确认原动肌对应的拮抗肌。

然后伸展拮抗肌，以创造柔软度。

4

扩展胸腔。

5

创造收束。

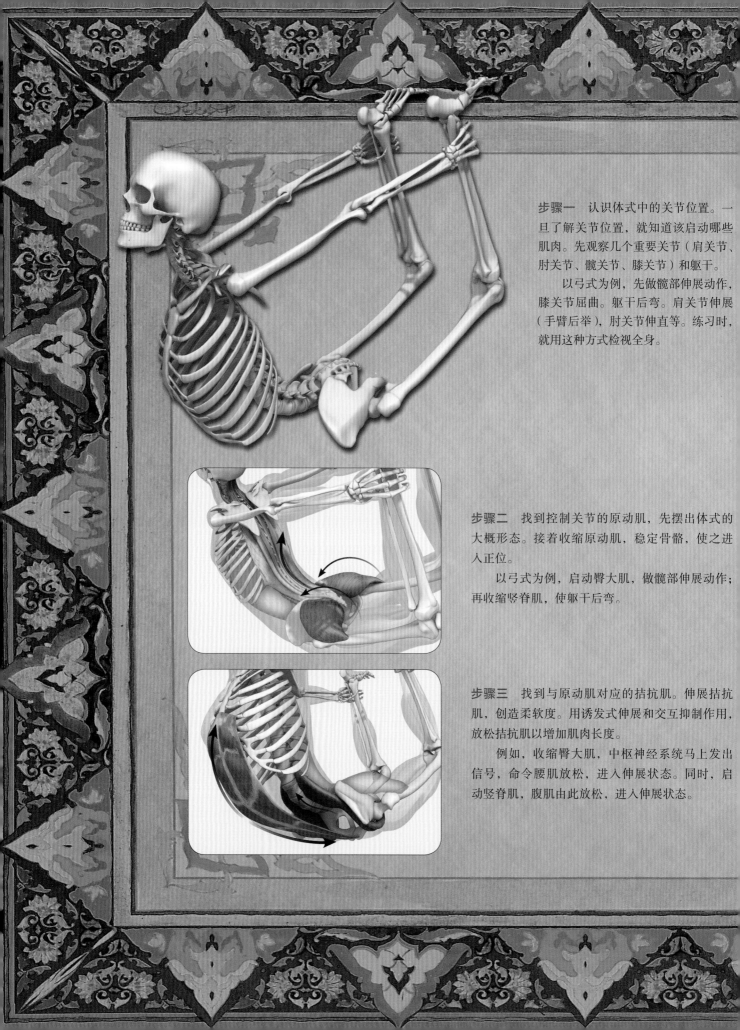

步骤一 认识体式中的关节位置。一旦了解关节位置，就知道该启动哪些肌肉。先观察几个重要关节（肩关节、肘关节、髋关节、膝关节）和躯干。

以弓式为例，先做髋部伸展动作，膝关节屈曲。躯干后弯。肩关节伸展（手臂后举），肘关节伸直等。练习时，就用这种方式检视全身。

步骤二 找到控制关节的原动肌，先摆出体式的大概形态。接着收缩原动肌，稳定骨骼，使之进入正位。

以弓式为例，启动臀大肌，做髋部伸展动作；再收缩竖脊肌，使躯干后弯。

步骤三 找到与原动肌对应的拮抗肌。伸展拮抗肌，创造柔软度。用诱发式伸展和交互抑制作用，放松拮抗肌以增加肌肉长度。

例如，收缩臀大肌，中枢神经系统马上发出信号，命令腰肌放松，进入伸展状态。同时，启动竖脊肌，腹肌由此放松，进入伸展状态。

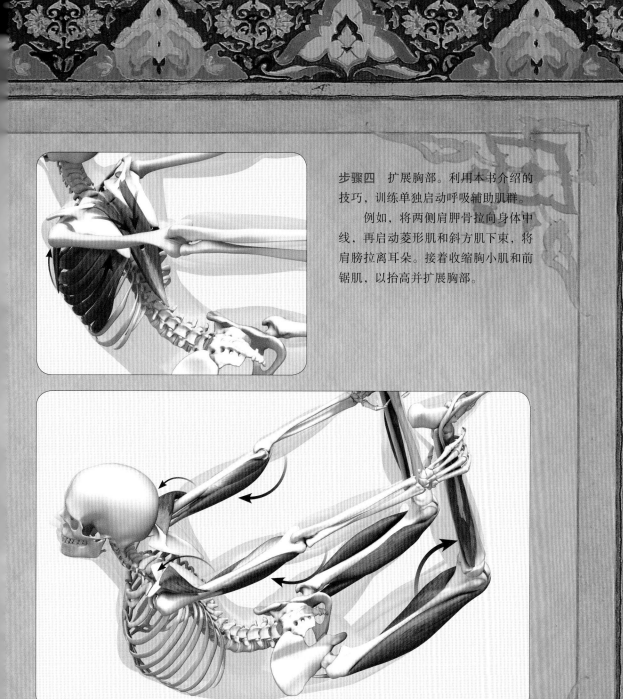

步骤四 扩展胸部。利用本书介绍的技巧，训练单独启动呼吸辅助肌群。

例如，将两侧肩胛骨拉向身体中线，再启动菱形肌和斜方肌下束，将肩膀拉离耳朵。接着收缩胸小肌和前锯肌，以抬高并扩展胸部。

步骤五 创造收束。收束可以"锁住"或稳定姿势，强化肌肉，刺激神经系统。

例如，启动腓骨长、短肌，以外翻足部，锁住抓握踝关节的动作。然后启动股四头肌，尝试伸直膝关节。同时，收缩三角肌后束以抬高手臂，收缩肱二头肌和肱肌以屈曲肘关节。以上所有动作停留 1~2 个呼吸，去感觉这些动作如何加深后弯，令弓式更稳定。

后弯体式

BACKBENDS

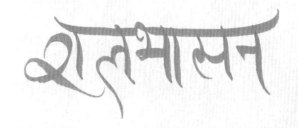

SALABHASANA

蝗虫式

蝗虫式看似简单，但完成它需要强有力的肌肉力量和良好的柔软度。在蝗虫式中，我们会利用联带关节节律（coupled joint rhythm）完成体式。比如做髋部伸展动作时，骨盆会向后、向下倾斜（后倾）。同时，腰椎后弯，又会带动骨盆前倾，从而可抗衡骨盆后倾的动作。蝗虫式不同于骆驼式或弓式，因为上肢和下肢没有直接连接在一起，无法创造杠杆力量。在本书示范的版本中，手背要压向地板，但从力学的角度看，这无法产生多少力量来帮助抬举胸部。因为三角肌前束处于拉长的状态（三角肌前束位于身体前侧，负责抬高手臂），从分子的角度看，横桥结构不利于肌肉强力收缩。但不管如何，我们仍应尝试看看，唤醒肩关节前侧肌肉，并锻炼肌肉力量。

臀肌把骨盆向后、向下拉，使之后倾，同时会抬高股骨，伸展髋关节。由于腘绳肌的起端位于坐骨粗隆上，止端附着在小腿上，故腘绳肌可协助臀肌完成以上动作。双腿膝关节并拢，借此启动内收肌群。内收肌群中最靠后侧的肌肉是大收肌，可协助腘绳肌和臀大肌伸展股骨。不仅如此，以内收肌群并拢膝盖，也可强化其他肌肉收缩的力量（臀大肌和腘绳肌），这一现象叫作肌肉征召（recruitment）。

由于全身重量落在腹部，难免会挤压腹腔内脏，提高腔内压力。但这会形成一股轻微的阻力，将横膈膜由下往上推，从而能够强化横膈膜。一旦进入深层的体式，记得稍微启动腹直肌和腹横肌，以形成腹腔"气囊扩张"效应，借此保护腰椎，稳定姿势。

--- **基本关节位置** ---

- 肘关节伸直。
- 前臂旋前。
- 膝关节伸直。
- 踝关节跖屈。

- 肩关节伸展。
- 髋关节伸展、内旋、内收。
- 躯干后弯。

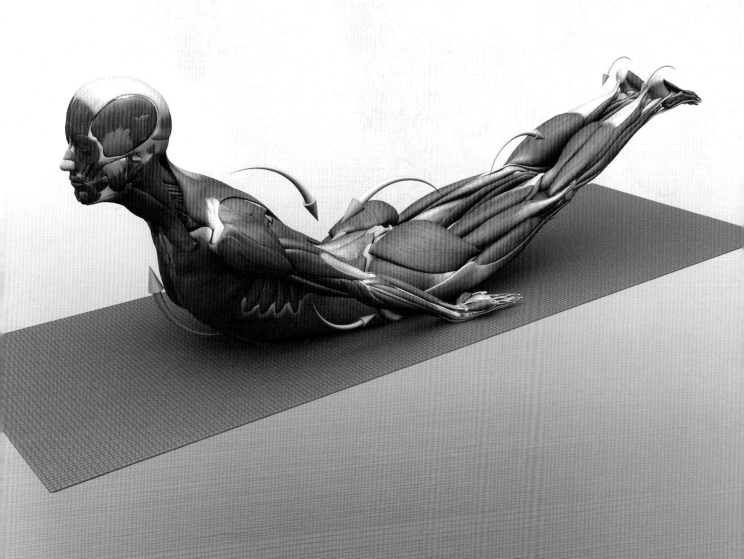

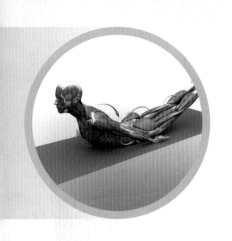

蝗虫式准备动作

　　把蝗虫式拆成几个步骤。首先，手臂和胸部抬高，骨盆和大腿则保持在地面上。仔细感觉这一变式启动了哪些肌肉。然后，单独启动下半身以抬高双脚，手臂和胸部则留在地面上。接着，前臂放在瑜伽垫上，手肘尝试往骨盆的方向推，去感觉该如何打开胸腔。双脚抬高、夹紧。你可以在胸口或大腿底下放个瑜伽枕或毯子，强化背部肌肉，以酝酿完成式所需的力量。

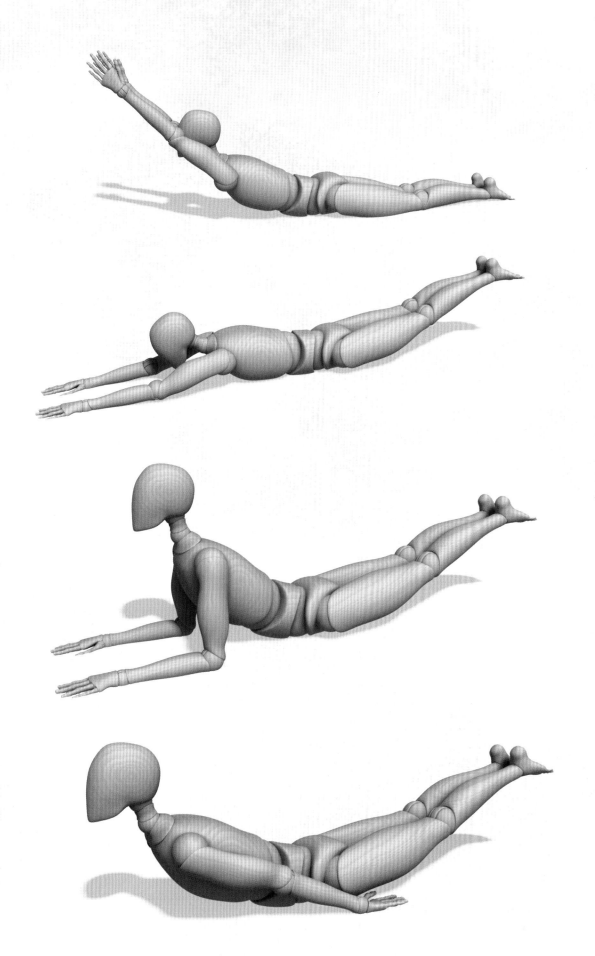

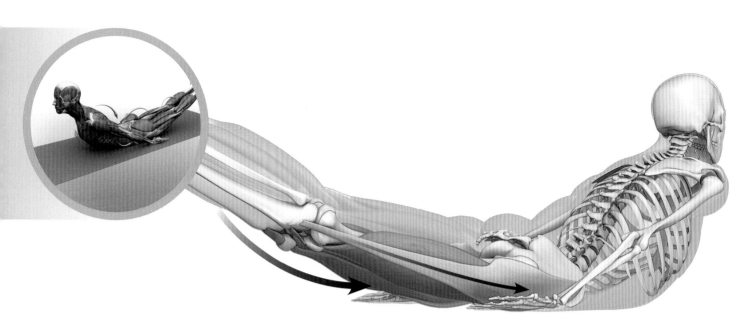

▲ **步骤一**　启动股四头肌，以伸直膝关节。阔筋膜张肌是该动作的协同肌。不过，凡是用臀大肌做髋部伸展动作的体式，小腿都容易外旋，导致膝盖面朝外，但理想状态下，我们希望膝盖保持中立位。因此需要启动阔筋膜张肌，以内旋股骨，抗衡小腿外旋的力量。单独启动阔筋膜张肌的诀窍是，想象你把足底外缘压向一块固定物，像是要把双脚拖离身体中线，这会启动阔筋膜张肌和臀中肌的外展纤维。然后，并拢双脚膝关节，以抵抗外展的力量，注意观察大腿如何内旋，将膝盖转回正中间位置。

▼ **步骤二**　收缩臀大肌以伸展髋关节，并抬高股骨。同时启动腘绳肌，这个动作的诀窍是，当大腿抬离地面时，膝关节屈曲 10 度。大腿继续抬高，然后按照步骤一，启动股四头肌以伸直膝关节。骨盆要向后、向下倾斜。收紧腘绳肌和臀大肌，可分别拉动位于坐骨粗隆及位于髂骨和骶骨上的起端（闭链收缩），有助于骨盆后倾。骨盆以这种方式后倾，可协助挺起背部。

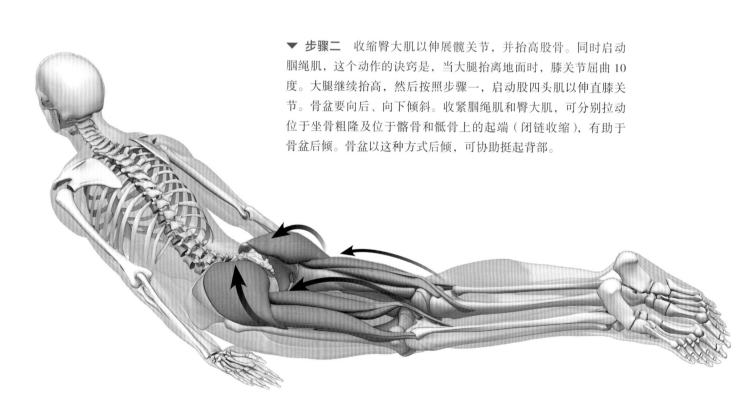

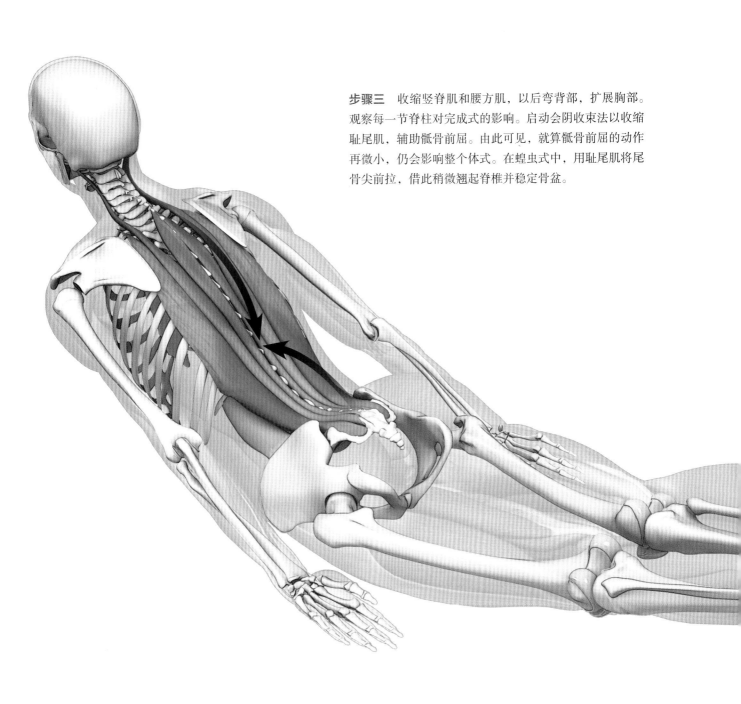

步骤三　收缩竖脊肌和腰方肌，以后弯背部，扩展胸部。观察每一节脊柱对完成式的影响。启动会阴收束法以收缩耻尾肌，辅助骶骨前屈。由此可见，就算骶骨前屈的动作再微小，仍会影响整个体式。在蝗虫式中，用耻尾肌将尾骨尖前拉，借此稍微翘起脊椎并稳定骨盆。

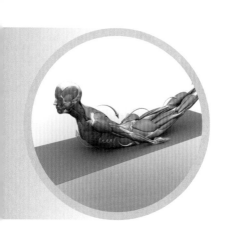

▶ **步骤四** 收缩冈下肌和小圆肌，以外旋肩关节。收紧斜方肌下束，把肩胛骨朝背部方向下拉。注意到了吗？这两个动作一结合，就可以使胸部向前扩展。

▶ **步骤五** 收缩肱三头肌，以伸直肘关节。手背压向瑜伽垫，借此抬高胸部，同时也会启动三角肌前束。胸部一抬高，马上收缩背部肌肉（包括竖脊肌），以维持挺胸的姿势。然后收紧三角肌后束，令肱骨后举，做肩部伸展动作，双手抬离地面。

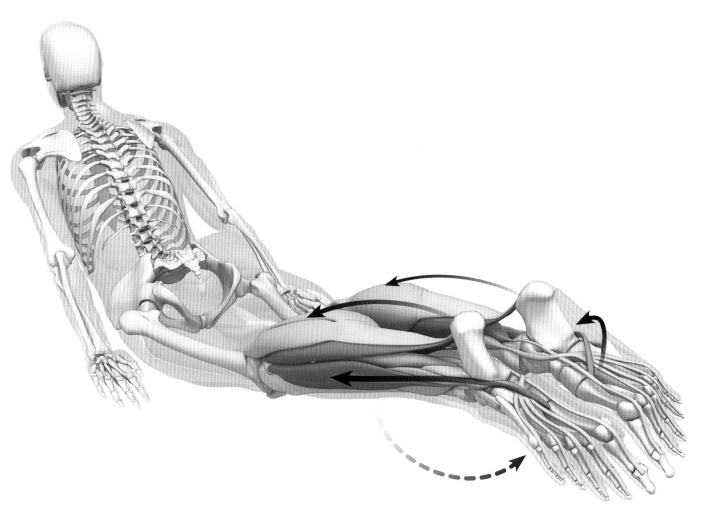

步骤六 跖屈踝关节，脚尖后指，足底朝上。这会启动腓肠肌和比目鱼复合肌。稍微启动小腿外侧的腓骨长、短肌，以外翻踝关节。再轻轻收紧胫骨后肌，形成内翻的力量，以抗衡外翻的动作。这三个动作一结合，便可以稳定踝关节，打开足底，刺激足底小脉轮。

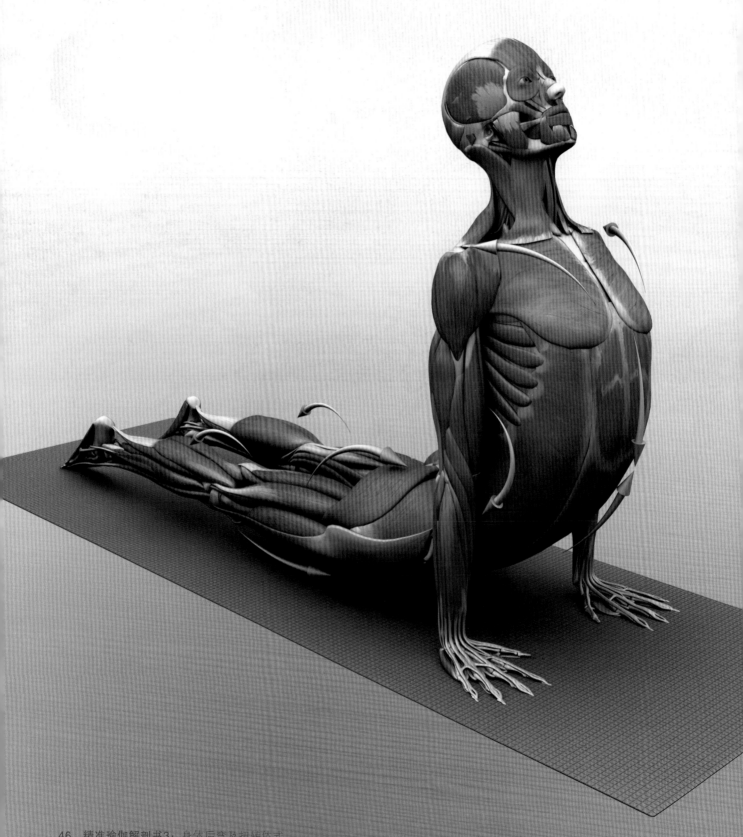

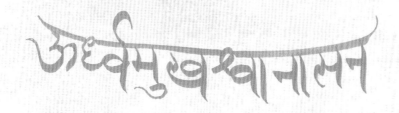

URDHVA MUKHA SVANASANA

上犬式

在上犬式中，背部后弯的目的是集中伸展身体前侧。每个解剖构造都是瑜伽体式不可或缺的一部分。先观察身体个别部位，了解单一部位对远程部位的影响。例如，伸直肘关节时，你要揣摩此动作如何后弯背部，带给足背更多压力。足部跖屈时，要留意这对骨盆前侧的影响。肩关节向后绕转时，应观察这一动作对胸部的影响——它如何扩展胸部、将骨盆前拉。检视练习可运用在任何体式上，因为瑜伽重视的是整体协作，而非局部动作。

—————————— 基本关节位置 ——————————

- 膝关节伸直。
- 踝关节跖屈。
- 髋关节伸展、内旋、内收。
- 肘关节伸直。

- 前臂旋前。
- 肩关节伸展、外旋。
- 躯干后弯。

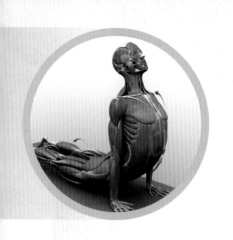

上犬式准备动作

　　大腿落在地板上。一开始，手肘屈曲并尝试往骨盆方向"推"，将胸口前拉。肩胛骨向后、向下绕转。先启动肱三头肌，以伸直肘关节。上掌丘（手指和手掌交会处）压向地板，使腕关节屈曲。这些动作可强化肱三头肌及前臂肌肉。胸部抬高，向前扩展。

　　最后才伸直手臂，并伸直膝关节，将骨盆抬离瑜伽垫。双手要像肘关节那样，尝试后推。这会从背部的中、下段把胸口往前拉。

　　根据本页下图中的伸展动作，可以拉长腰肌及其协同肌（协助髋部屈曲），为上犬式做准备。

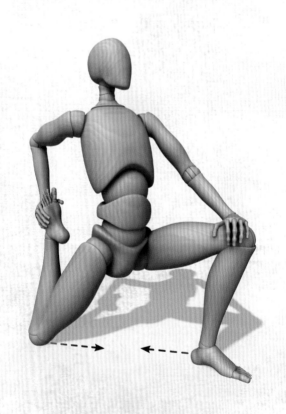

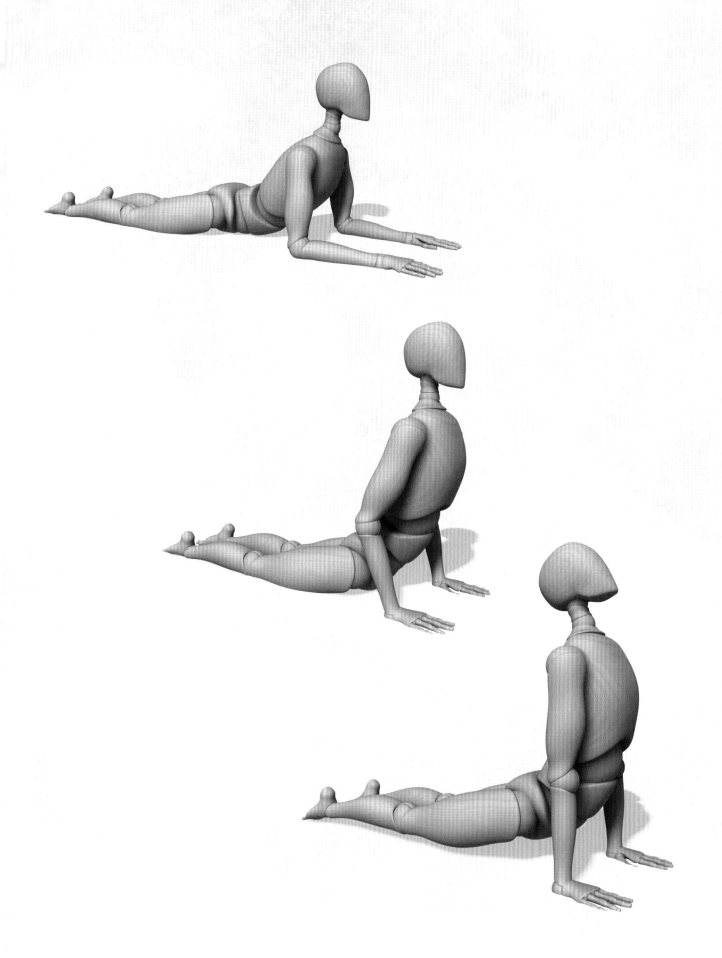

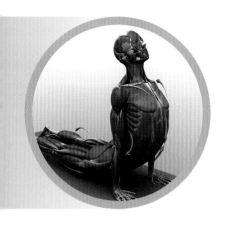

步骤一 收紧竖脊肌，以后弯并延展脊柱。启动臀大肌和臀中肌，令股骨上抬，做髋部伸展动作。启动会阴收束法，以收缩耻尾肌和梨状肌，令骶骨前屈，并让骶骨和骨盆进入正位。然而，收缩臀大肌时，股骨会自动跟着外转，所以步骤二会教授如何启动阔筋膜张肌和臀中肌前侧的纤维，以抗衡股骨外旋的力量。尝试并拢大腿，借此启动大收肌，并协助臀大肌做髋部伸展动作。

▶ 步骤二 启动股四头肌，以伸展膝关节。上犬式跟蝗虫式一样，股四头肌中的股直肌会拉动骨盆，令骨盆前倾。启动阔筋膜张肌，以协助股四头肌伸直膝关节。但在臀大肌外旋力量的带动下，大腿容易向外绕转。为抵抗外旋的力量，需将足背压向地板，尝试把双足拉离身体中线。这会启动阔筋膜张肌和臀中肌，令股骨内旋，以利于膝盖正面朝向地板。

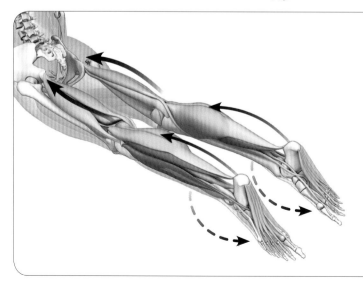

步骤三 收缩腓肠肌和比目鱼复合肌，以跖屈踝关节。启动小腿外侧的腓骨长、短肌，以外翻足部，抗衡足跟外旋的力量。启动的诀窍是，当你收缩臀大肌和股四头肌时，足底球状部位同时出力下压，远离骨盆。启动胫骨后肌肌群，以内翻的动作平衡足部外翻的力量来稳定踝关节。双腿尝试抬离地板，借此启动腘绳肌。

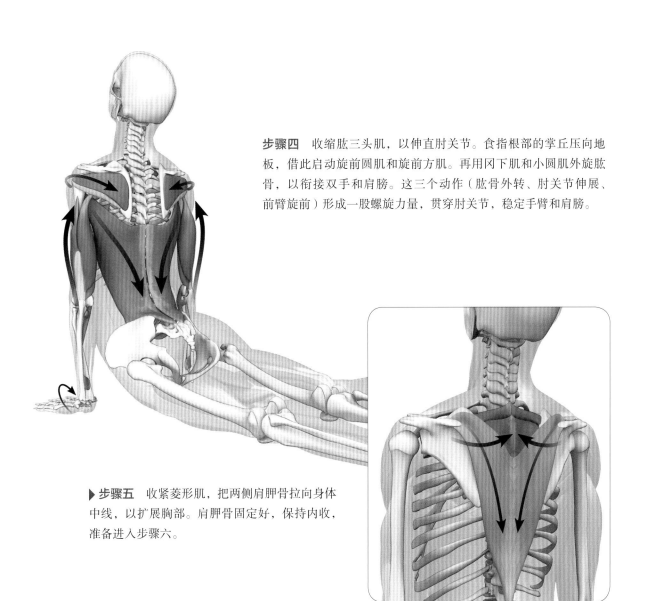

步骤四 收缩肱三头肌，以伸直肘关节。食指根部的掌丘压向地板，借此启动旋前圆肌和旋前方肌。再用冈下肌和小圆肌外旋肱骨，以衔接双手和肩膀。这三个动作（肱骨外转、肘关节伸展、前臂旋前）形成一股螺旋力量，贯穿肘关节，稳定手臂和肩膀。

▶ **步骤五** 收紧菱形肌，把两侧肩胛骨拉向身体中线，以扩展胸部。肩胛骨固定好，保持内收，准备进入步骤六。

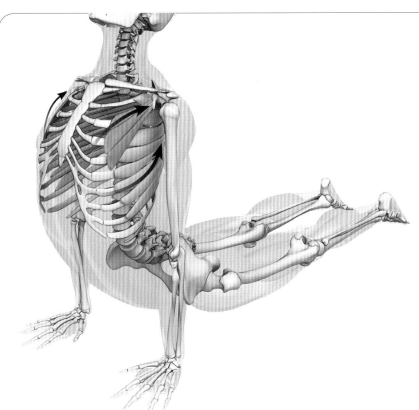

步骤六 收缩胸小肌和前锯肌以扩张肋骨。在步骤五中，我们以菱形肌稳定肩胛骨。肩胛骨保持内收，而肩膀尝试向前绕转。由于肩胛骨被菱形肌限制住，这一尝试创造了胸小肌的闭链收缩，将其附在胸廓上的起端上拉，从而扩展胸部。收缩前锯肌，使胸部向外扩张。启动前锯肌的诀窍是，想象两只手臂抵住门框并向外推。

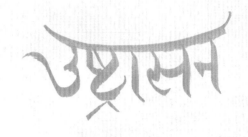

USTRASANA

骆驼式

　　骆驼式的重点是背部后弯，以伸展身体前侧肌肉。肩膀向后、向下，以衔接手掌和足底。膝关节作为力矩支点来撑起身体，把躯干前拉，加深体式。在骆驼式中，大腿容易向后倒，这会缩小大腿和小腿之间的角度。所以，需要收缩股四头肌以伸直膝关节，把大腿拉到与地板垂直的位置，加深后弯（尤其在双手握住足底时）。不妨回到诱发式伸展一节，复习一下如何单独伸展肩关节和髋关节的前侧，以改善体式。

　　观察局部动作怎么协调搭配来加深体式。例如，肩关节伸展（手臂后伸），膝关节伸直（撑开大腿与小腿的角度），两个动作结合起来可加深背部后弯。然后启动腹肌，创造腹腔"气囊扩张"效应，避免腰椎过度后弯，以保护下背部。

基本关节位置

- 膝关节屈曲。
- 踝关节跖屈。
- 髋关节伸展、内旋、内收。
- 躯干后弯。

- 肩关节伸展。
- 肘关节伸直。
- 前臂旋后。

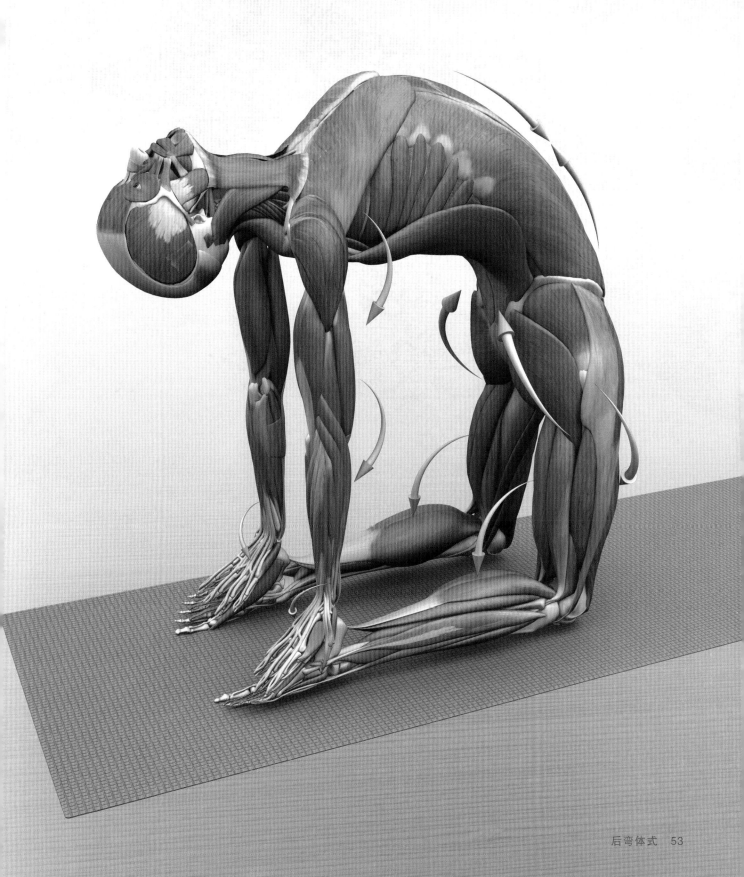

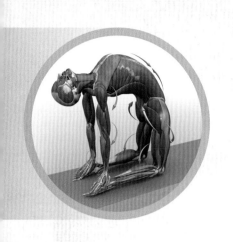

骆驼式准备动作

　　双手搭在髋部，双臂肘关节后拉并往中间靠拢。双手下压髋部，以挺起胸部。然后，脊椎延展成一条弧线。骆驼式属于进阶体式，不妨先练习难度较低的过渡姿势，以锻炼拱背所需的肌肉（竖脊肌和腰方肌）力量。收缩股四头肌，以伸直膝关节，令大腿垂直于地面。小腿压向地板，尝试伸直膝关节，练习缓慢进入及缓慢解开的动作。这一动作利用杠杆原理来撑直身体。

　　等平衡感变好，双臂朝足部方向对称下垂。手要是碰不到脚，也可以继续留在髋部。等身体足够柔软，手掌再放到足底上。后仰时，应避免转动身体。因为脊椎后弯时，若意外转动，很可能造成伤害。练习时，呼吸保持轻柔而稳定。

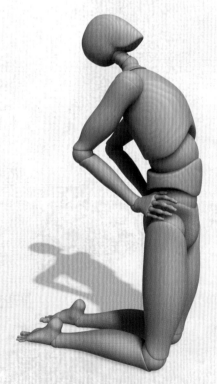

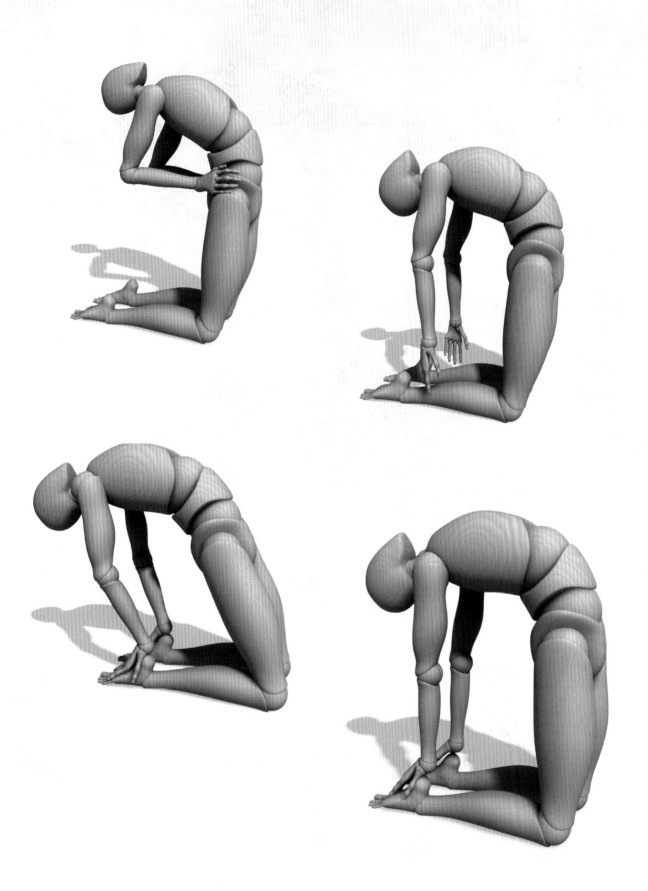

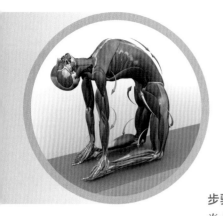

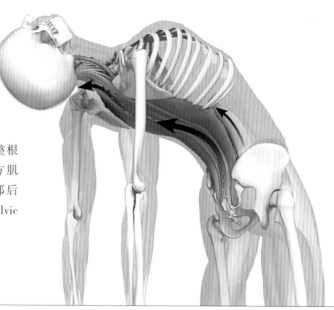

步骤一 启动竖脊肌和腰方肌，使整根脊柱均匀后弯。观察竖脊肌和腰方肌如何衔接骨盆的骶骨和髂骨。背部后弯，会形成腰椎骨盆节律（lumbopelvic rhythm），让骨盆进入前倾的姿势。

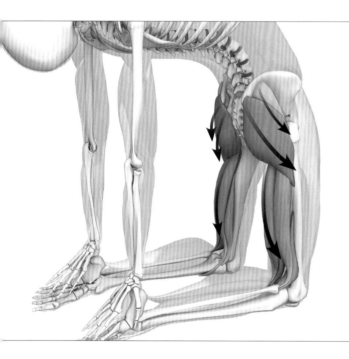

步骤二 启动臀大肌，做股骨后倾的髋部伸展动作。收缩臀大肌也会造成骨盆后倾——骨盆向后、向下倾斜。如此一来，骨盆被臀大肌拉动的方向，刚好与步骤一中被背部肌肉所拉动的方向背道而驰。方向虽然相反，但两股力量一结合，便可稳定骨盆。臀中肌后1/3段的肌肉纤维，可协助臀大肌将骨盆向后、向下拉。骨盆后倾的动作也可缓解腰椎过度后弯的现象。腘绳肌是协同肌，它令骨盆向后、向下倾斜，并加强髋部伸展动作（当小腿固定在垫子上的时候）。随着体式逐渐加深，记得放松腘绳肌，否则它们会屈曲膝关节，导致大腿后倒，难以保持垂直。

步骤三 启动三角肌后束，做手臂后伸的肩部伸展动作。可以回到肌肉单独启动一节，复习肩部伸展动作。收缩冈下肌和小圆肌，以外旋肩关节。用肱三头肌收缩来伸直肘关节，收缩前臂的旋后肌以旋转手掌，令手掌外侧压向足部。然后，将食指根部掌丘压向足底，借此启动前臂的旋前圆肌和旋前方肌，以平衡旋后的动作。

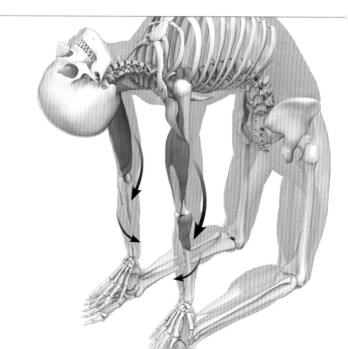

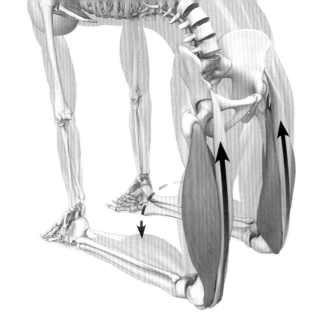

步骤四 骨盆若朝小腿方向后倒，大多数人的直觉反应是启动臀部肌肉，将骨盆前推。但这只会把骨盆拉得更靠后，因为臀大肌一收缩，骨盆便会向后、向下倾斜。不如改为采用右图的方式，动作较不明显，效果却更好：启动股四头肌，以增加大腿与小腿之间的角度，把骨盆撑起来并前移。启动股四头肌的诀窍是，足背压向地板，找到好像要伸直膝关节的感觉。

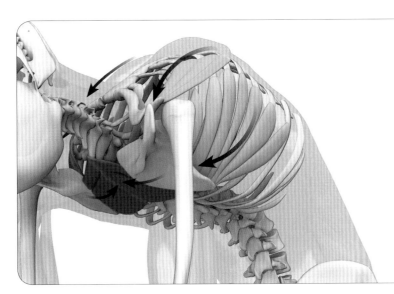

步骤五 收缩菱形肌，使两侧肩胛骨向身体中线内收，胸部向上打开。然后，启动胸小肌和前锯肌，以扩展肋骨。启动胸小肌的诀窍是，两侧肩胛骨内收并固定在脊椎处，然后肩关节尝试向前绕转。肩关节实际上不会移动，收缩的力量会传至肌肉起端（附着在胸廓上），进而提起胸廓。启动前锯肌同样要将肩胛骨固定在中间，想象双臂抵住门框向外推。

步骤六 启动腹直肌，骆驼式就大功告成了。腹直肌一收缩，便产生腹腔"气囊扩张"效应，提高腹内压，可以有效支撑腰椎。腹直肌也会把耻骨联合（pubic symphysis）往上提，协助臀大肌后倾骨盆，避免腰椎过度后弯。通过耻尾肌和梨状肌来启动会阴收束法，令骶骨前屈。如此一来，骶骨和髂骨成一条直线，能避免腰椎过度伸展。

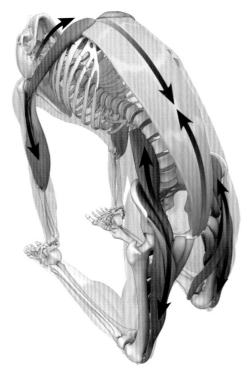

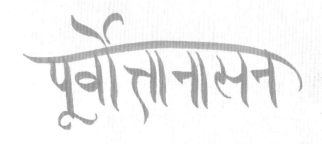

PURVOTTANASANA

反台式

　　本书以循序渐进的方式安排后弯体式的介绍顺序，接下来再讲解反台式。书中先介绍蝗虫式，中间经过上犬式，再继续朝弓式和骆驼式迈进。弓式和骆驼式都是肩膀向后伸展、远离背部，同时手脚相连的动作。反台式则是靠瑜伽垫衔接上肢和下肢的。

　　在反台式中，我们结合了伸展上半身和抬高骨盆的动作，以拉长身体前侧，并强化背部运动链。伸直肘关节，伸展大臂，借此打开胸部。足底压向地板，伸直膝关节，构成衔接下半身的桥梁；骨盆则往天花板的方向抬高。臀部上抬，加深髋部伸展动作，尾骨内卷（后倾），以此打开骨盆前侧。颈部不应用力，头部轻松后仰，让大脑放松。

——————— 基本关节位置 ———————

- 肩关节伸展、外旋。
- 肘关节伸直。
- 前臂旋前。
- 躯干与颈椎伸展。

- 髋关节伸展、内旋、内收。
- 膝关节伸直。
- 踝关节跖屈。

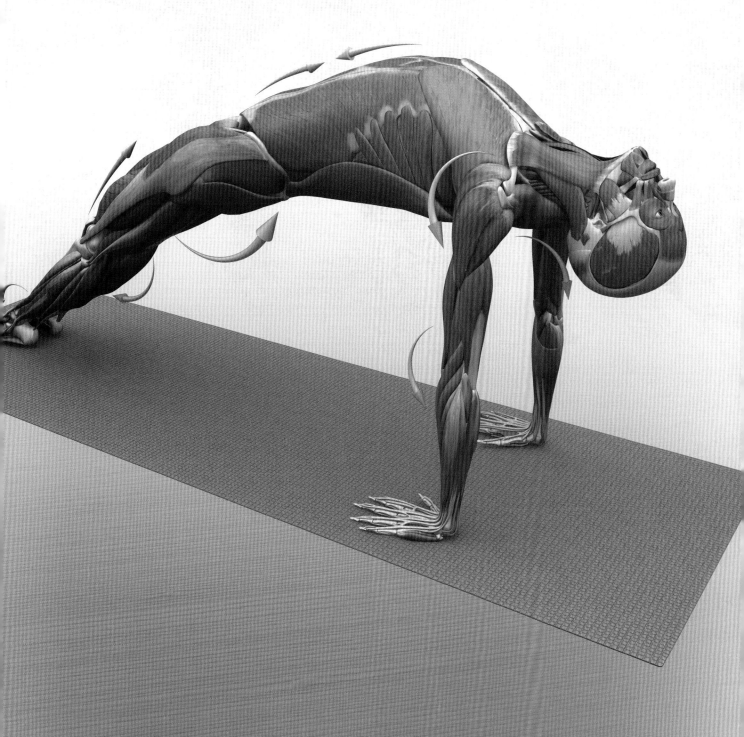

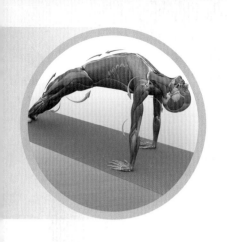

反台式准备动作

反台式需要伸展髋部前侧的屈肌，即腰肌及其协同肌。进入反台式准备动作前，可以先练习本页图中的动作（诱发式伸展），以单独伸展并拉长髋部屈肌。

接下来正式进入准备动作。首先，手臂向后伸直，远离身体，掌心牢牢固定在垫上。小心不要过度折腕。腕关节若是感觉疼痛，就稍微屈曲肘关节，缩小腕关节伸展的幅度。挺胸。再启动臀部肌肉和腘绳肌，抬高骨盆。在现姿势下膝关节先保持屈曲，使小腿垂直于地面。胸部向上打开，肘关节伸展，头部轻松后仰。如果身体还没准备好接下来的动作，就继续留在该准备动作。

最后，双脚慢慢往前移动，伸直膝关节。踝关节跖屈，把足底压向瑜伽垫。抬高臀部，扩展胸部。随后，膝关节和肘关节屈曲，身体慢慢回到地板，小心解开动作。

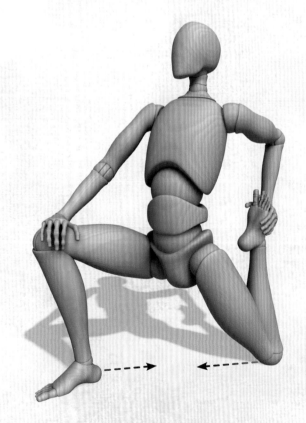

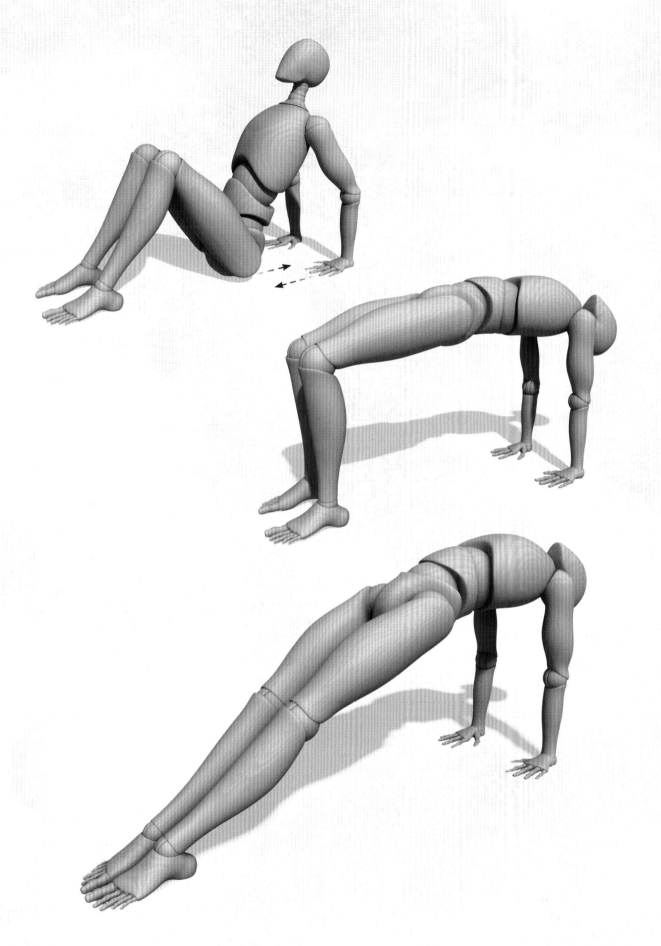

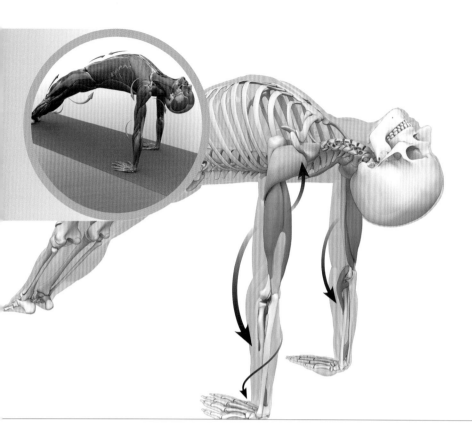

步骤一 前臂旋前,腕关节屈曲,将手掌压向瑜伽垫。启动旋前圆肌和旋前方肌,将食指根部的掌丘压向地板。启动肱三头肌,以伸直肘关节。收缩三角肌后束,做肩部伸展动作,令其远离盂肱关节(glenohumeral joint)后侧。启动冈下肌和小圆肌,令肱骨外旋。由于前臂已经内旋,再加上这个外旋的动作,便创造了一股螺旋状的稳定力量,一路从肩关节到肘关节,直抵手掌。

步骤二 启动臀大肌、臀中肌和臀小肌,加强股骨伸展动作,令骨盆向后、向下倾斜,进入后倾(弯)的姿势。收缩竖脊肌和腰方肌,以挺起背部。启动腘绳肌,使足底压向瑜伽垫,这将形成一股向上的力量,有助于抬高骨盆。

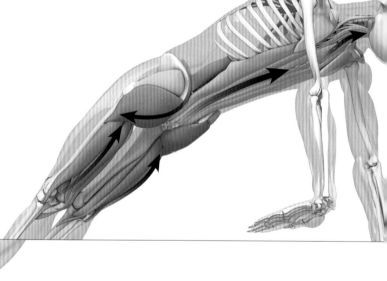

步骤三 启动腓肠肌和比目鱼复合肌,以跖屈踝关节,使足底压向地板。这个动作必须拉长腓肠肌和比目鱼复合肌的拮抗肌,即位于小腿前侧的胫骨前肌、踇长伸肌和趾长伸肌,这三块肌肉主要控制踝关节背屈的动作。练习英雄式和半英雄坐前屈伸展式,可以有效伸展这三块肌肉。启动腓骨长、短肌(主要控制踝关节外翻的动作),将足底球状部位压向瑜伽垫。启动胫骨后肌,则将重量分散至足底外缘。在踝关节处同时创造外翻及内翻的力量,有助于稳定足部,让重量均匀分布在整个足底。

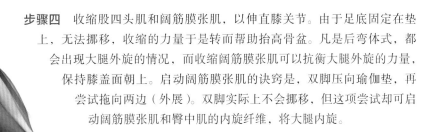

步骤四　收缩股四头肌和阔筋膜张肌，以伸直膝关节。由于足底固定在垫上，无法挪移，收缩的力量于是转而帮助抬高骨盆。凡是后弯体式，都会出现大腿外旋的情况，而收缩阔筋膜张肌可以抗衡大腿外旋的力量，保持膝盖面朝上。启动阔筋膜张肌的诀窍是，双脚压向瑜伽垫，再尝试拖向两边（外展）。双脚实际上不会挪移，但这项尝试却可启动阔筋膜张肌和臀中肌的内旋纤维，将大腿内旋。

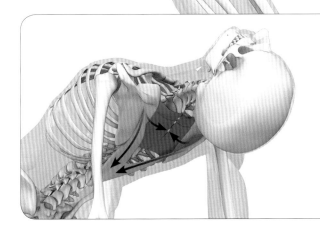

步骤五　收缩菱形肌和斜方肌下 1/3 段，把两侧肩胛骨拉向身体中线，使肩膀远离颈部。这会令颈椎放松，头部后仰，胸部向上扩展。

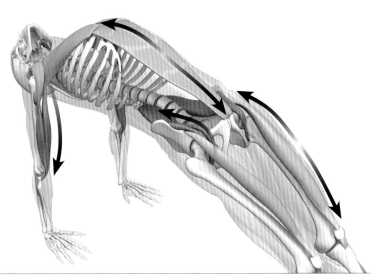

总结　结合以上动作，便能伸展身体前侧肌肉。拉伸足背肌肉有助于伸展脚趾和小腿前面的胫骨前肌。股直肌虽是股四头肌的收肌之一，但做髋部伸展动作时，它也会随之伸展开。在反台式中，膝关节一伸直，股直肌便离心收缩。腰肌及其协同肌（髋部屈肌）也被拉长了，对髋部屈肌预先进行诱发式伸展，可强化髋部伸展动作。腹肌在过程中会被拉长，但在这个体式中，应轻轻启动腹肌，产生腹腔"气囊扩张"效应，避免腰椎过度伸展。手臂向下伸直时，胸大肌和三角肌前束处于伸展的状态。手肘伸直时，肱二头肌和肱肌处于伸展的状态。

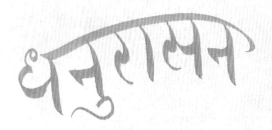

DHANURASANA

弓式

在弓式中，需要连接上肢骨骼和下肢骨骼（手脚）以撑起中轴骨骼（脊柱）。双手抓住踝关节在其中属于次要动作，目的是协助完成核心动作，即伸展身体前侧。

做肩部伸展动作，双手提起双脚，手臂宛如一条弓弦。抬高手臂，屈曲肘关节，借此拉紧弓身（股骨、骨盆和躯干）。然而，需要同时伸展弓身，以抵抗屈肘、举臂的动作，创造收束。然后慢慢伸展髋关节，并伸直膝关节，这会拉动手臂并加深脊椎后弯。结合以上动作，可以加深并稳定姿势。准备动作中提供了几个诱发式伸展动作，帮助拉长髋部和肩膀前侧肌肉，进入弓式前，不妨多加利用这些动作，锻炼对应的身体部位。

所有次要动作皆可帮助你完成最后的体式。例如，先牢牢握住踝关节，再屈曲肘关节。双手一抓紧，可征召更多肘部屈肌（肱二头肌和肱肌）纤维。屈曲肘关节，伸直膝关节，能同时加深身体前侧伸展及后侧屈曲的程度。

基本关节位置

- 肩关节伸展。
- 肘关节伸直。
- 前臂旋前。
- 髋关节伸展、内旋、内收。

- 膝关节伸直。
- 踝关节背屈（伸展）。
- 躯干后弯。

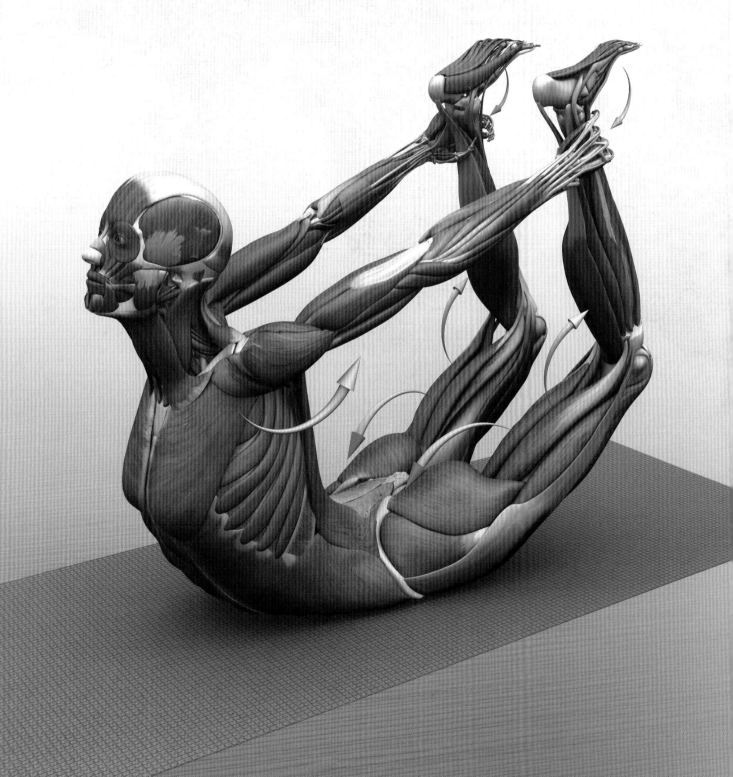

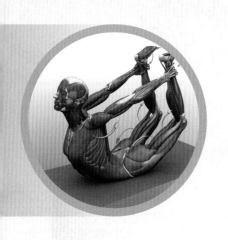

弓式准备动作

俯卧于地面并屈曲膝关节，双手握住踝关节。如有必要，可以用瑜伽绳套住踝关节。臀部肌肉（臀大肌）夹紧，先摆出体式的大概模样，包括脊椎后弯和髋部伸展动作。双手握牢，踝关节背屈，这样可"锁"住上肢骨骼和下肢骨骼的连接。

大腿下方垫一块瑜伽枕。接着，把瑜伽枕从大腿下移开，改为垫在下胸部，你会发现伸展的方式改变了。最后，伸直膝关节以抬高双腿，同时拱背。解开动作时，屈曲膝关节，双腿慢慢回到地面，最后松开握住踝关节的双手。

利用下图的诱发式伸展，分别拉长肩部屈肌和髋部屈肌，以做准备。

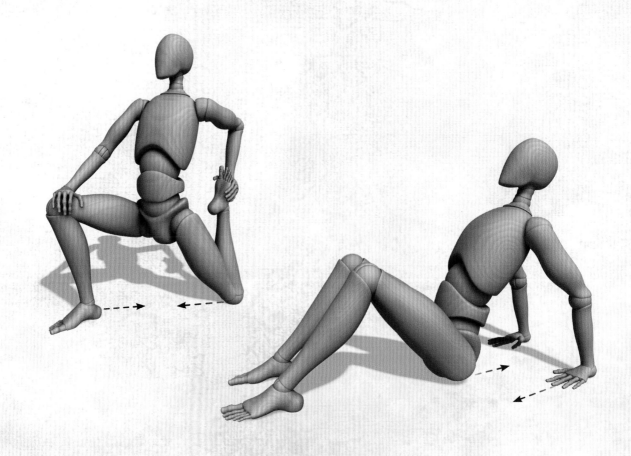

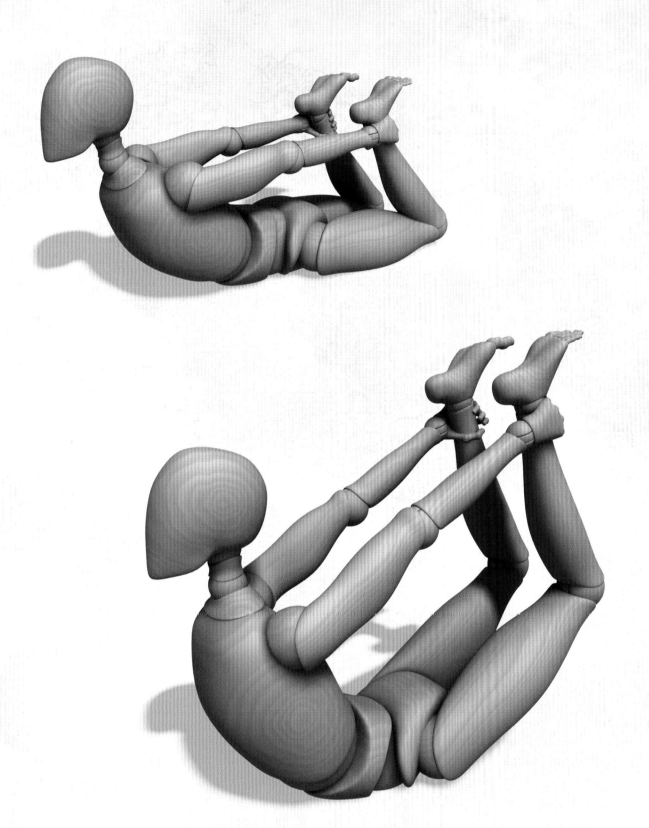

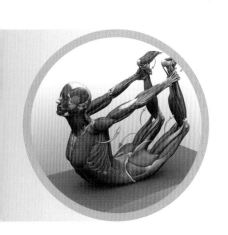

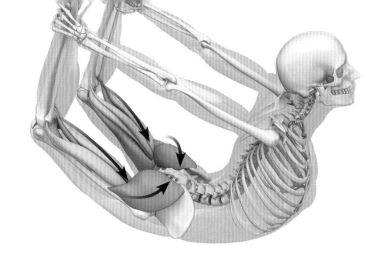

步骤一 收紧臀大肌，做上抬股骨的髋部伸展动作。一开始，先收缩腘绳肌，来缩小大腿和小腿之间的夹角，方便握住踝关节，之后启动股四头肌以伸直膝关节，加深体式。然后，共同启动腘绳肌和臀大肌，将骨盆向后、向下卷。骨盆后倾的力量也可以协助抬高背部。请注意，臀大肌虽能伸展髋关节，但其外旋力量会造成双腿膝关节张开。因此，需要收缩大收肌，以并拢膝关节，并协助股骨上抬。此外，踝关节外侧往手的方向推，借此启动阔筋膜张肌和臀中肌，最终使大腿内旋。

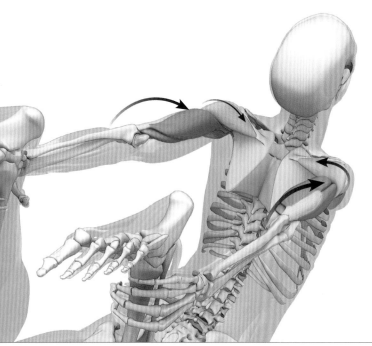

◄ 步骤二 收紧菱形肌，将两侧肩胛骨拉向身体中线。上臂骨（肱骨）向后、向上举，远离躯干，这会启动三角肌后束。进入弓式前，一只手臂先从后方举高，另一只手臂绕过身体前侧去触碰后举手臂，你会感觉肩关节后侧的三角肌后束在收缩。抬高手臂时，记得收缩两边的三角肌后束。启动肱三头肌，以伸直肘关节。菱形肌、三角肌后束和肱三头肌的动作一结合，便可抬高双脚，强化伸展动作。

步骤三 收紧竖脊肌和腰方肌，令脊椎后弯。收缩斜方肌下束，把肩膀拉离颈部。不过，脊椎后弯程度加深，弓弦反而变松了（握住踝关节的手臂）。所以，需要启动股四头肌以伸直膝关节，这样不仅能收紧弓弦，还能保持脊椎的伸展状态。

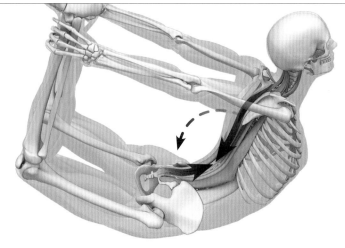

▶ **步骤四** 收紧胫骨前肌、蹞长伸肌和趾长伸肌，以背屈踝关节；收缩小腿外侧的腓骨长、短肌，以外翻踝关节。这两个动作可反扣双手，创造收束，令抓握的动作更稳固。

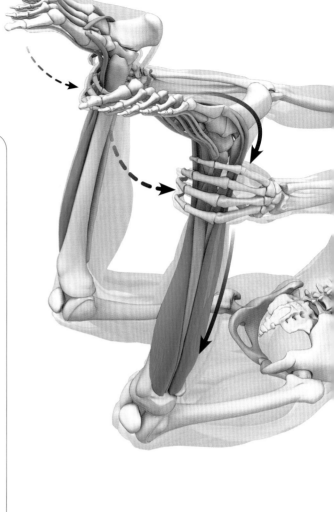

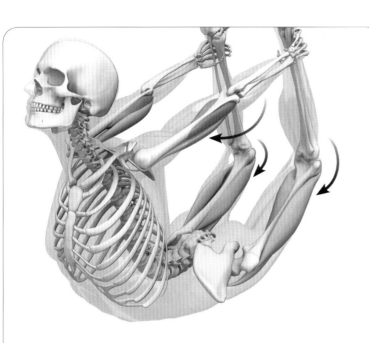

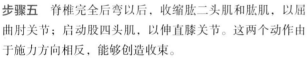

步骤五 脊椎完全后弯以后，收缩肱二头肌和肱肌，以屈曲肘关节；启动股四头肌，以伸直膝关节。这两个动作由于施力方向相反，能够创造收束。

总结 检查全身上下，从上半身的肩关节、肘关节、腕关节、双手，到下半身的髋关节、膝关节、踝关节，以及躯干后侧的肌肉，观察各个身体部位如何协调合作，以伸展身体的前侧。上肢伸直，使之远离背部，这会伸展胸大肌、三角肌前束、肱二头肌和肱肌。挺背的动作则会伸展腹直肌。腹肌离心收缩，可创造腹腔"气囊扩张"效应，强化腹肌，保护下背。髋部伸展的动作可以拉伸髋部屈肌，包括腰肌及其协同肌（耻骨肌、长/短收肌、缝匠肌、股直肌）。

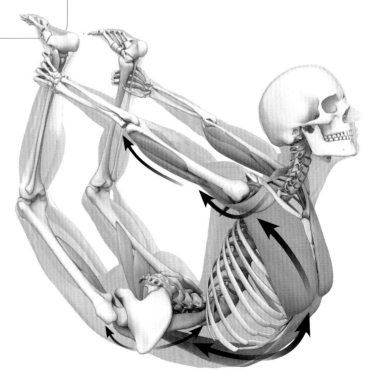

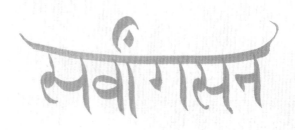

SETU BANDHA SARVANGASANA

桥式

　　桥式结合了挺背和肩部伸展的动作，以抬高骨盆和躯干。在这个体式中，心脏的位置比躯干低，因此桥式本身就是一个温和的倒立动作，它可以促进静脉血液回流，增加心排血量。这一体式也可短暂刺激副交感神经，降低心率。所以，桥式拥有传统倒立体式（头倒立式或肩倒立式）的诸多优点。如果有颈椎病变或为了避免压迫颈椎而无法做倒立体式，不妨改练桥式。

　　此外，桥式也能伸展骨盆前侧的屈肌（腰肌及其协同肌）。当你做完一系列唤醒腰肌的动作，最后再加个桥式，便可缓和髋部屈肌的强力收缩。

──────────── **基本关节位置** ────────────

· 肩关节伸展、外旋。　　　　· 膝关节屈曲。

· 肘关节伸直。　　　　　　　· 髋关节伸展、内旋、内收。

· 前臂旋后。　　　　　　　　· 躯干伸展。

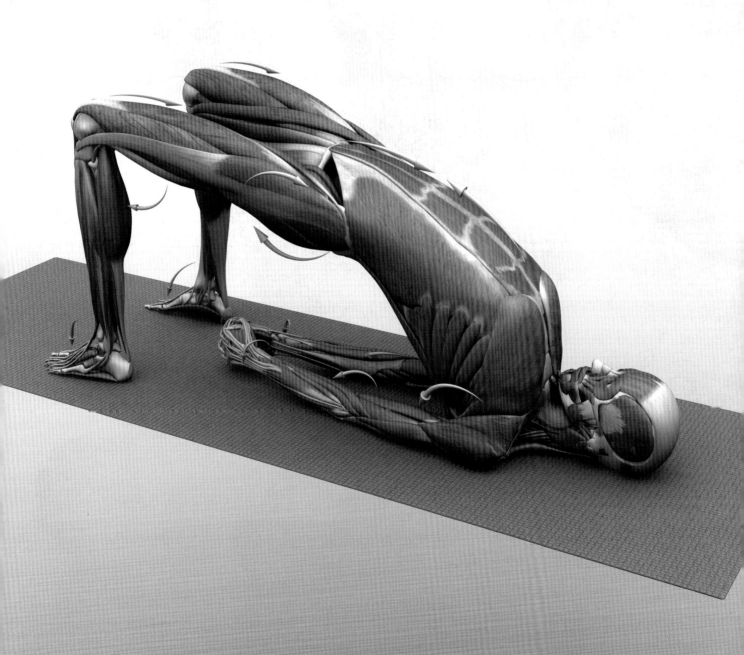

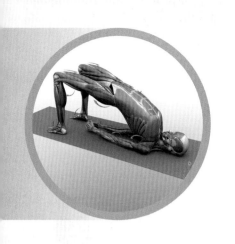

桥式准备动作

　　首先，可以把桥式分解成三部分动作：骨盆、髋关节、肩胛带。先做下图的诱发式伸展动作，以伸展腰肌和股直肌，为髋部伸展动作作准备。若想进入更深的伸展状态，不妨再加个诱发式伸展动作。为了做到大臂后伸，同样需要事先伸展肩部屈肌。

　　要想做到完成式，这里列举几个辅助动作供你选择。比如，可以练支撑变化式，在骶骨下方垫一块瑜伽砖；或者，用瑜伽绳连接手脚（手抓脚桥式）。如果身体足够柔软，则你可直接用双手抓住踝关节；也可以十指交扣，伸直手臂，将小指外侧压向瑜伽垫。深呼吸，扩展胸部，颈部保持放松。结束时，双手松开，双脚慢慢往外移动，躯干回到地面，平躺休息片刻。

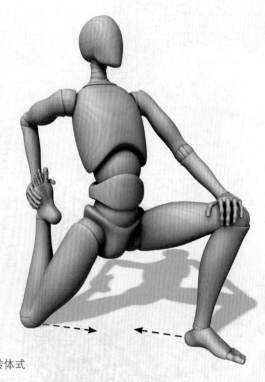

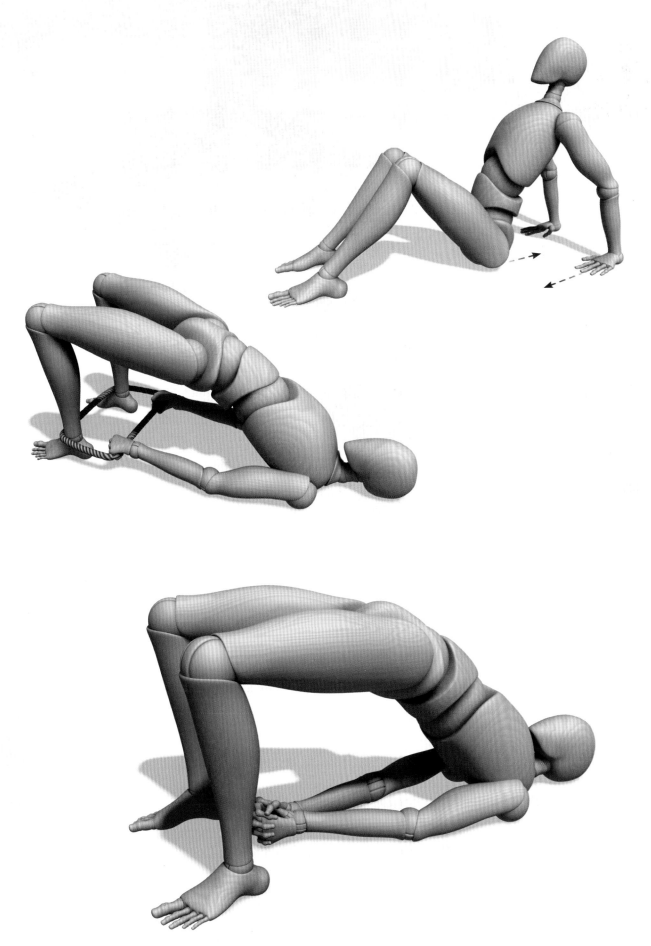

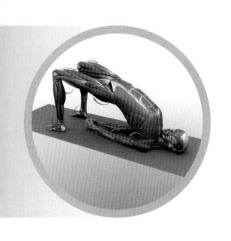

步骤一 收缩臀大肌和腘绳肌，下卷尾骨，将骨盆上抬。一般认为，腘绳肌是膝关节屈肌。然而，收缩腘绳肌也会拉动其位于坐骨粗隆上的起端。因此，可以利用腘绳肌收缩来抬高骨盆，如右图所示。髋部抬高时，臀小肌作为臀大肌的协同肌，可协助做髋部伸展动作。臀中肌靠近后侧的部分也会帮忙伸展髋关节。

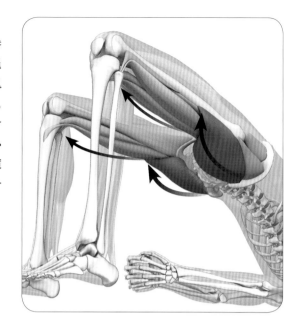

步骤二 收缩竖脊肌和腰方肌以拱背。这两块肌肉跟随臀肌一起启动，创造腰椎骨盆节律，让骨盆进入后倾位置，腰椎略微后弯。

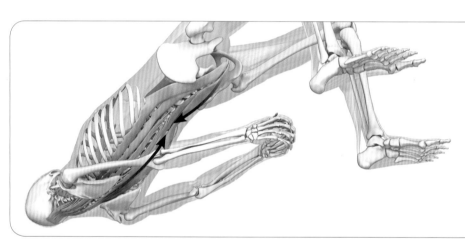

▶ **步骤三** 骨盆抬高后，放松腘绳肌的同时要启动股四头肌，以加深体式。启动股四头肌原本可伸直膝关节，但双脚固定在垫上无法挪移，股四头肌收缩的力量转为抬高躯干。

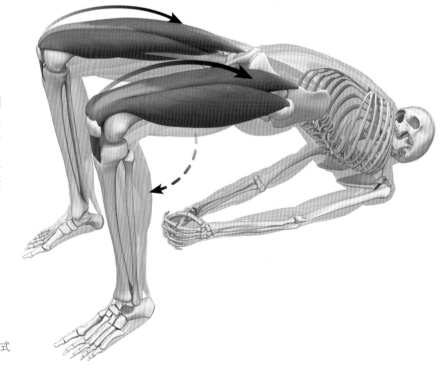

步骤四 收缩三角肌后束和大圆肌，令肱骨后伸，做肩部伸展动作。起初用背阔肌（图中并未标示）伸展肩关节，而当双手在背后交握时，背阔肌就无法再施力去伸展肩关节。这种现象叫作主动收缩不足（active insufficiency）。

　　收缩肱三头肌，以伸直肘关节。十指交握，然后手掌轻轻上转，使前臂旋后。用冈下肌和小圆肌来外旋肩关节。前臂旋后导致的掌心朝上的动作也会协同外旋肩关节。最后，用菱形肌内收两侧肩胛骨，将其拉向身体中线，再用斜方肌下1/3段下拉肩膀，使之远离颈部。结合以上动作，能够扩展胸部。

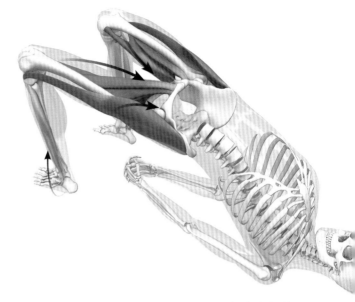

步骤五 收缩臀大肌虽然可以伸展髋关节，但会产生副作用——造成大腿外旋，双腿分开。我们希望能保留启动臀大肌的好处，并用其他肌肉修正双腿外张的缺点。由此，先启动小腿外侧的腓骨长、短肌，将足底球状部位压向瑜伽垫。然后，足部尝试拖向两边，借此启动阔筋膜张肌和臀中肌（髋关节外展肌）。足部由于固定在垫上，大腿其实无法挪移，但这项尝试却可启动阔筋膜张肌和臀中肌的内旋纤维。最后，收缩大腿内侧的内收肌群，令双腿膝关节靠拢。内收肌群中最靠近大腿后侧的肌肉是大收肌，它可以协助臀大肌伸展髋关节。

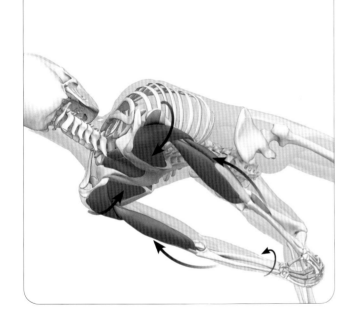

▶ **总结** 结合以上动作，可伸展胸部及手臂前侧的肌肉，包括胸肌、三角肌前束、肱二头肌、喙肱肌。躯干伸展，可以拉长腹直肌。腹直肌离心收缩，形成"腹腔气囊"扩张效应，避免腰椎过度后弯。将两侧肩胛骨拉向身体中线，能够伸展前锯肌。髋部伸展动作则会拉长腰肌及其协同肌（耻骨肌、长／短收肌和缝匠肌）。股直肌也处于伸展的状态，在步骤三中，每当伸直膝关节，这块肌肉（股直肌）就会离心收缩。

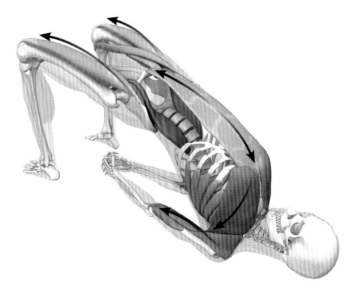

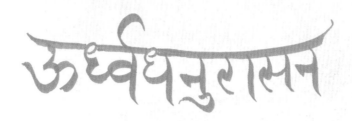

URDHVA DHANURASANA

上轮式

在上轮式中，肩关节的位置方向改为向前屈曲（前面介绍的后弯体式中，肩关节和肱骨是向后伸展，远离背部），所以肩膀肌肉拉伸方式也不一样：原本后展手臂的肩部肌肉，现在全被拉长了。躯干成弧状且抬得更高，将身体前侧带入更深的伸展状态。髋部伸展幅度变大，连带拉长了骨盆前侧肌肉。用力伸直肘关节和膝关节，利用这两个次要动作来加深上轮式的重点动作。由于手脚都固定在垫上，伸直手臂与大腿的力量便转移到躯干，间接造成背部后弯并强化髋部伸展动作，最终拉伸身体前侧肌肉。

基本关节位置

- 肩关节屈曲、外展。
- 肘关节伸直。
- 前臂旋前。
- 腕关节伸展。

- 髋关节伸展、内旋、内收。
- 膝关节伸直。
- 足部旋前。
- 躯干后弯。

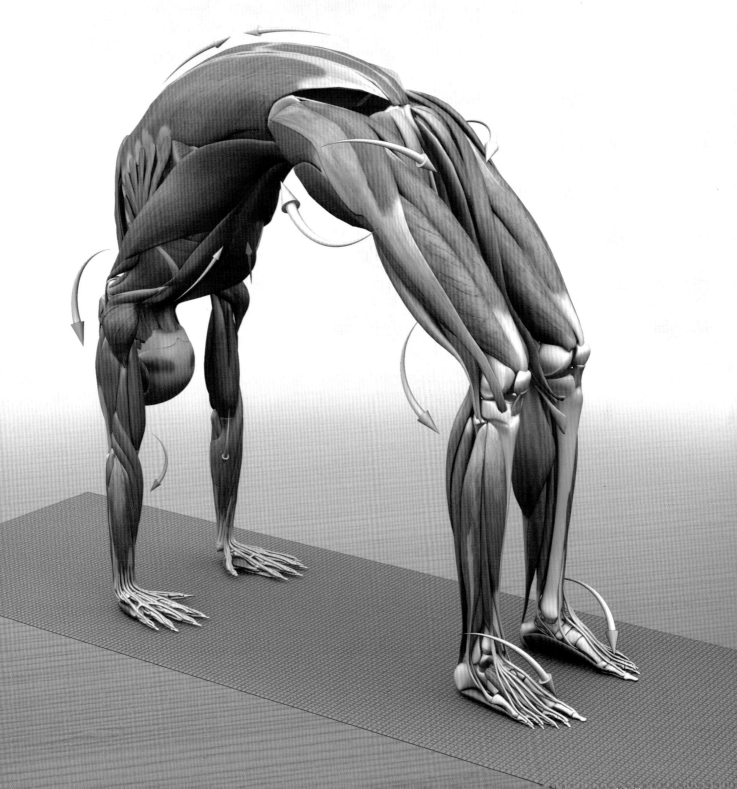

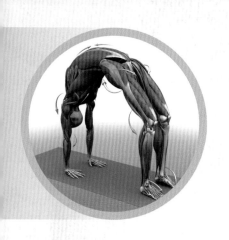

上轮式准备动作

仰卧（腹部朝上）于垫上，屈膝使小腿垂直于地面，双脚张开且与髋部同宽。手若抓不到踝关节，可以改用瑜伽绳辅助。启动腘绳肌和臀大肌，以抬高骨盆并伸展髋关节。在这一姿势停留一段时间，帮助锻炼身体柔软度。接着，便可以继续加上手臂动作。如第79页图中所示，双手先放在肩膀正上方，掌心均匀下压，骨盆同时上抬。收缩大收肌，借此并拢膝关节，内旋大腿。慢慢抬高身体，头顶抵在瑜伽垫上。把两侧肩胛骨拉向脊椎中线，扩展胸腔。如果你第一次做上轮式，可以在此停留片刻，然后结束练习。

等身体准备好，双手压向瑜伽垫，肘关节伸直，抬起躯干，同时伸直膝关节，进入上轮式，在此停留几个绵长而均匀的呼吸。结束时，屈肘并屈膝，足部往前移动，远离手掌方向，背部慢慢回到地板上，小心解开动作。

也可用下图所示的椅子伸展动作单独拉长肩部伸肌。将其变成诱发式伸展，肘关节放在椅面上，间歇性下压，刺激放松反应。

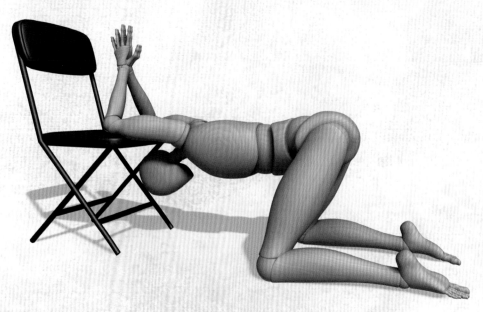

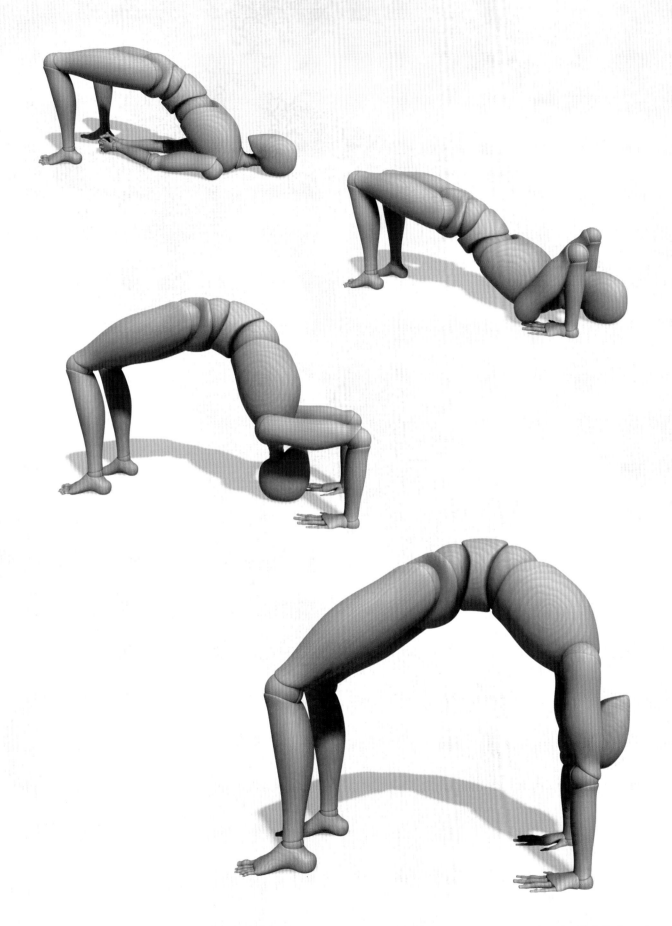

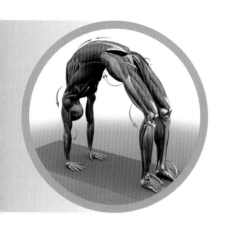

步骤一 短暂启动腘绳肌，以伸展髋关节。启动腘绳肌的诀窍是，足底尝试拖向骨盆。由于足底已固定在瑜伽垫上，因而收缩腘绳肌的力量会转而抬高髋关节。然后夹紧臀部，借此启动臀大肌、臀中肌和臀小肌，以伸展股骨，令骨盆后倾。收缩臀大肌的好处是，可以使骨盆向下倾斜，避免腰椎过度后弯，但臀大肌收缩也会造成股骨外旋，导致双腿外张。在上轮式中，我们希望保留臀大肌收缩的好处，而避免股骨外旋、分开的坏处（步骤六会解释该怎么做）。收缩大收肌，将双腿膝关节拉向中间。大收肌也可协助臀肌做髋部伸展动作。

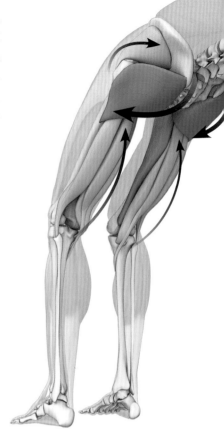

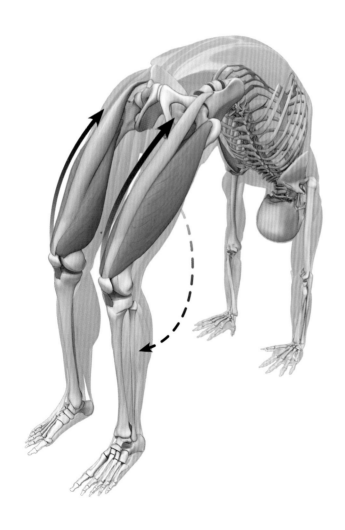

◄步骤二 启动股四头肌，以伸直膝关节。由于双脚紧贴在瑜伽垫上，实际无法向前"踢"，股四头肌就好像一台液压升降机，帮助抬高骨盆。此处要特别留意股直肌（股四头肌的一部分，图中淡蓝色区域）。股直肌属于多关节肌肉，跨越髋关节和膝关节，一旦被启动，就会影响这两个关节（股四头肌其余部分属于单关节肌，仅覆盖单一关节）。股直肌收缩令骨盆向前倾斜，进入前倾的姿势。骨盆前倾有助于延展脊椎，而骨盆后倾可避免腰椎过度后弯。

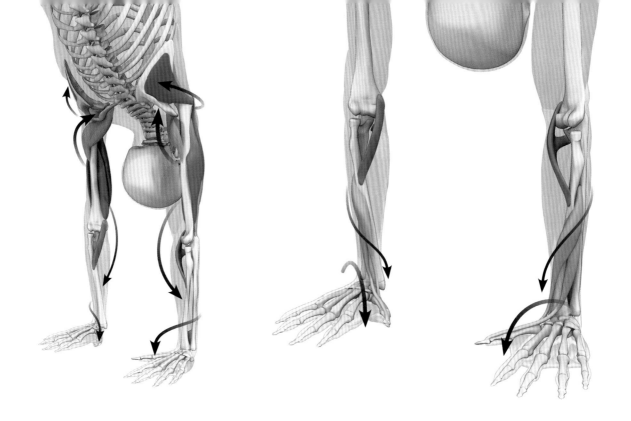

步骤三 前臂旋前，把手压向瑜伽垫，将全身重量从食指根部的掌丘均匀分布到整个手掌。收缩肱三头肌，以伸直肘关节。请注意，肱三头肌的长头附着在肩胛骨上，所以需要用力收缩肱三头肌，使肩胛骨转离肱骨，从而避免发生肩峰撞击。如此一来，我们就有更多空间用以在头上方屈曲手臂。启动冈下肌和小圆肌，以外旋肩关节，并形成一股螺旋力量，通过肘关节贯穿整支手臂。启动这两条肌肉的诀窍是，双手固定在垫上，想象自己正在洗窗户，尝试把手臂外转。

启动三角肌前束，进一步屈曲肩关节，用双臂将整个躯干带到更深的体式。做上轮式之前，不妨先确定哪一块肌肉是三角肌前束：一手举到身体正前方，另一手放在肩膀前侧，去感觉三角肌前束收缩。进入上轮式之后，双手尝试往脚的方向推，借此启动三角肌前束，并观察推的动作如何加深体式。

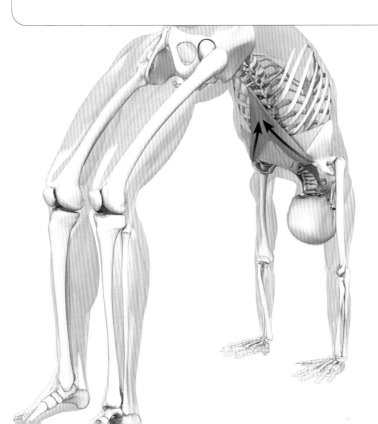

步骤四 启动菱形肌，把肩胛骨拉向身体中线。请注意，当手臂举到头部上方时，肩胛骨会向外转。用斜方肌下 1/3 段下压肩胛骨，使肩膀拉离颈部。菱形肌和斜方肌通力合作，便可拴住肩胛骨，使其保持稳定。

后弯体式 81

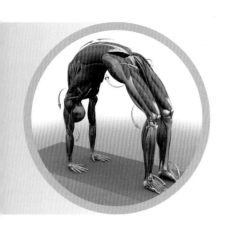

▶ **步骤五** 启动腓肠肌和比目鱼复合肌，以跖屈踝关节，将身体重量压到足底。足跟先压向瑜伽垫，再外翻踝关节，将重量均匀分散至足底球状部位。这会启动小腿外侧的腓骨长、短肌。这两个动作可确保足部固定不动，也是解决双腿外张（臀大肌收缩造成）的关键步骤。

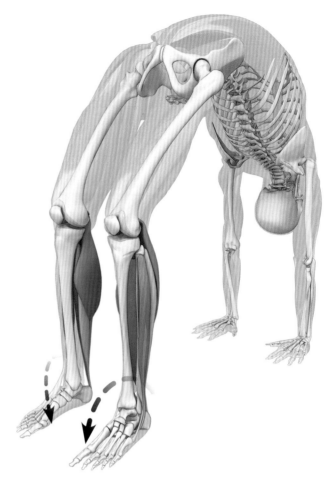

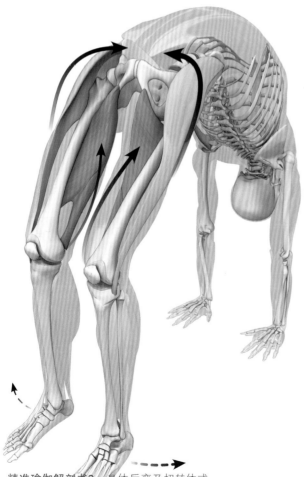

步骤六 收缩阔筋膜张肌和臀中肌，以内旋髋关节，抗衡髋部伸肌（臀大肌和大收肌）外旋的力量。启动这两条肌肉的诀窍是，足部先固定在垫上，再尝试往两侧"拖"（外展）。足部实际上不会挪移，但外展的力量却使大腿向内转（阔筋膜张肌和臀中肌也可内旋大腿）。然后收缩内收肌群，将膝关节拉向身体中线。在准备阶段，双腿膝盖中间可以放块瑜伽砖，夹紧，体会一下内收肌群作用的感觉。

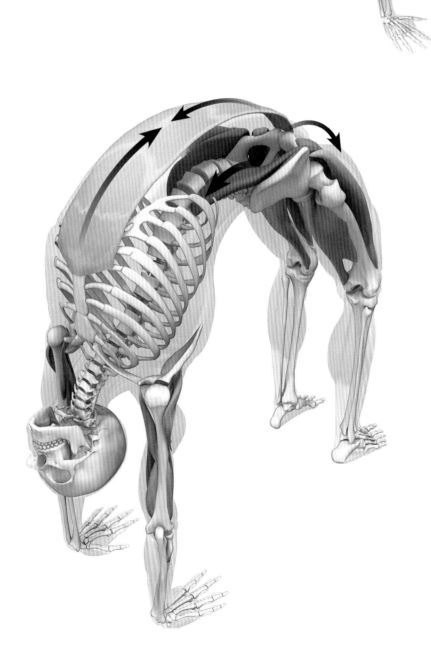

▶ **步骤七** 上轮式会伸展髋部屈肌（腰肌、耻骨肌、长／短收肌、缝匠肌和股直肌）。腹肌也处于伸展的状态，但要记得轻轻收缩腹肌，借此启动腹腔"气囊扩张"效应，保护腰椎。这一离心收缩可创造腹肌的诱发式伸展——高尔基腱器受到刺激，产生放松反应，故可进一步拉长腹肌。

总结 在上轮式中，肩关节屈曲，可拉长所有肩部伸肌（三角肌后束、背阔肌、胸大肌局部和喙肱肌）。肘关节伸直，可伸展肱二头肌和肱肌。

एकपादविपरीतदंडासन

EKA PADA VIPARITA DANDASANA

单腿内收直棍式

　　由于单腿内收直棍式属于进阶版后弯体式，动作准备必须格外周到、详尽。这一体式包含三大重点：倒立、后弯、劈腿。上抬腿的动作跟神猴哈努曼式一样，需要屈曲髋关节，伸直膝关节。地上腿的动作则像上轮式一样，髋关节伸展，而膝关节一开始先屈曲，之后再伸直，以加深体式。单腿内收直棍式也有平衡动作，两条前臂和站立腿形成一座三脚架，以支撑倒转的躯干。所以，唯有能兼顾倒立、后弯、劈腿的人，才可以完成这一体式。

　　单腿内收直棍式的每个局部动作皆可再拆解成更小的动作单元。准备和训练的重点应放在髋部屈肌、髋部伸肌及腘绳肌的诱发式伸展上，就这一部分，可以回顾参考神猴哈努曼式的解说（参见《精准瑜伽解剖书2》）。为了扩大肩部活动范围，事先应练习几个伸展动作，预先做好准备。

　　手握踝关节的动作可以提供稳定度，肘关节则提供一个展开上背部的支点。站立腿（地上腿）的膝关节伸展，可间接抬高骨盆，加深后弯。上抬腿伸直不仅靠髋部伸肌和膝部伸肌的力量，还要拉长大腿后侧的拮抗肌，才可完成抬高、伸直的动作。如果腘绳肌和臀部肌肉拉伸得够长，便可轻松屈曲髋关节并伸直膝关节；肌肉过于紧绷的话，做起来就很费力。

基本关节位置

- 肩关节屈曲。
- 肘关节屈曲，前臂旋后。
- 地上腿的髋关节伸展、内旋、内收。
- 地上腿的膝关节屈曲。

- 躯干后弯。
- 上抬腿的髋关节屈曲。
- 上抬腿的膝关节伸直。
- 上抬腿的踝关节背屈，脚趾伸展。

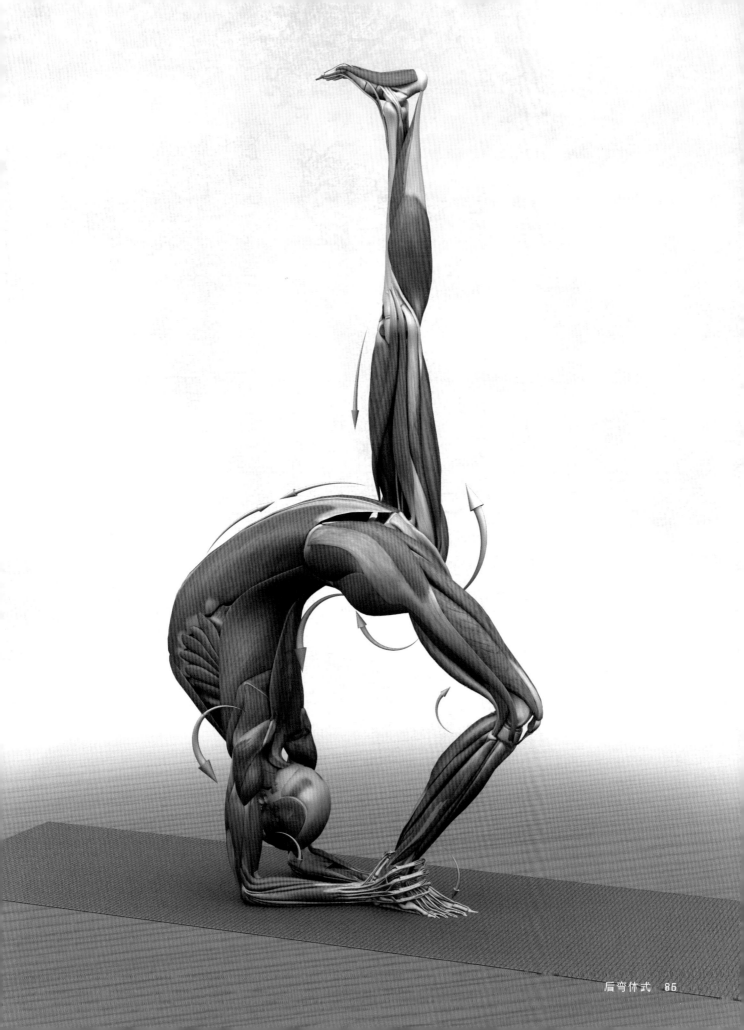

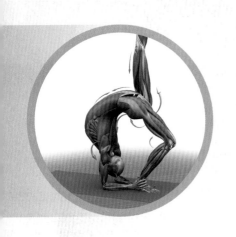

单腿内收直棍式准备动作

首先以上轮式开始，掌心包住后脑勺，头顶着地，这个姿势叫作双腿内收直棍式。启动臀部肌肉，抬高髋部，并伸直膝关节。初学阶段，可在这一姿势稍做停留，让大脑记忆、整合一下姿势，再继续练习。

姿势稳定后，一脚慢慢往身体中线移动，构成三角形一个端点，这只脚最后将衔接上肢；另一脚抬起，同时注意髋关节屈曲，将膝关节拉向躯干，整只脚抬高，离开地面。在半空中停留几个呼吸，再放回地板。等到你觉得有把握，再开始收缩股四头肌，以伸直上抬腿的膝关节。接着再进一步，利用瑜伽绳抓住地上腿踝关节，头往上抬，远离地板，借此打开肩关节。等到身体足够柔软，就如第87页最后一图所示，双手握住踝关节。

结束时，上抬腿落回地面，形成部分上轮式动作；然后，慢慢将躯干落回地面。可以参考下图中用椅子辅助的神猴哈努曼式来激活髋部屈肌和伸肌。

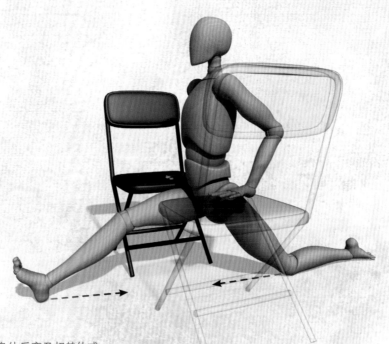

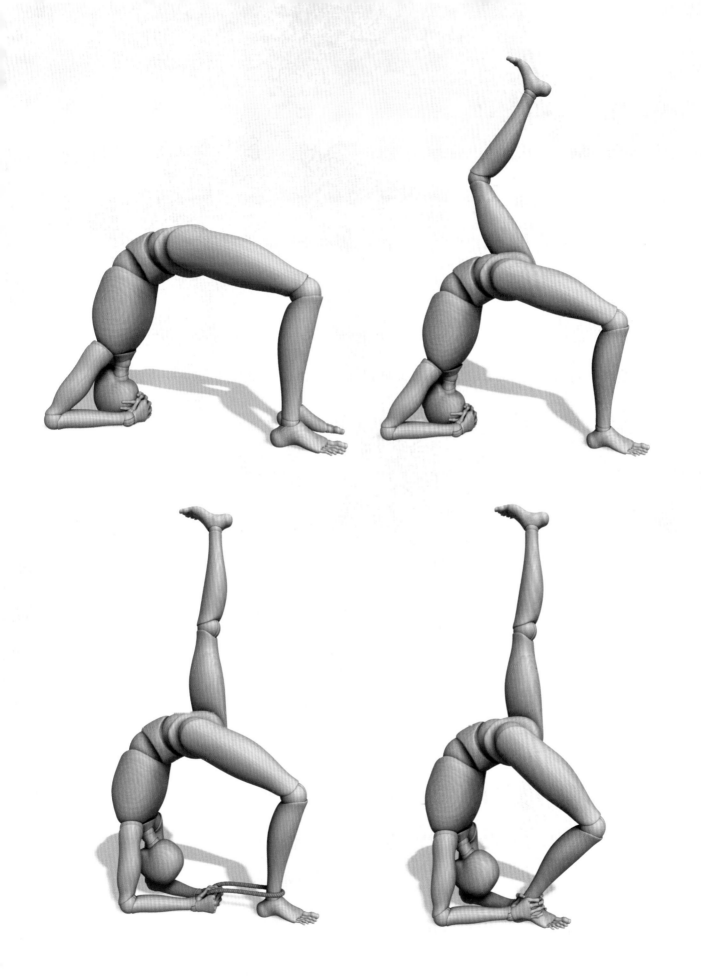

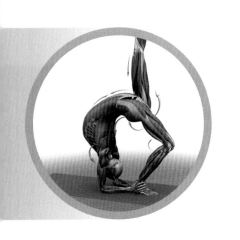

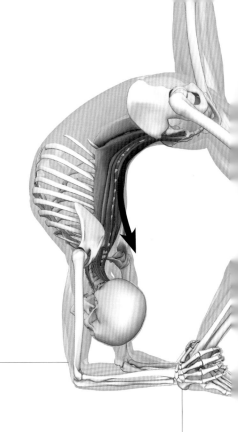

步骤一 启动竖脊肌和腰方肌，令背部后弯，头部稍微朝大腿方向上抬。启动三角肌前束，将躯干拉向足部。背肌是协同肌，可以协助三角肌前束、肩胛提肌与斜方肌上束来加深体式。收缩肱二头肌和肱肌，以屈曲肘关节，观察这一动作如何拉近手臂与足部的距离，并打开胸腔。维持住胸部的姿势，然后收缩肱三头肌，把前臂压向瑜伽垫，使上臂骨（肱骨）垂直于地面。

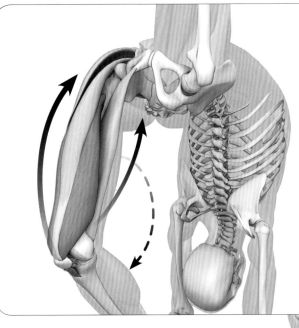

步骤二 启动股四头肌，稍微伸展膝关节，并抬高骨盆。足部由于固定在垫上，无法前踢，股四头肌收缩的力量于是转而抬高骨盆。启动大收肌，将膝关节拉向身体中线，并辅助伸展髋关节。

步骤三 收紧前锯肌和斜方肌，以外旋肩胛骨。收缩冈下肌和小圆肌，令肩关节向外绕转，头部则从颈椎处向后斜倾。

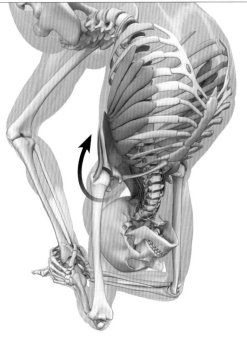

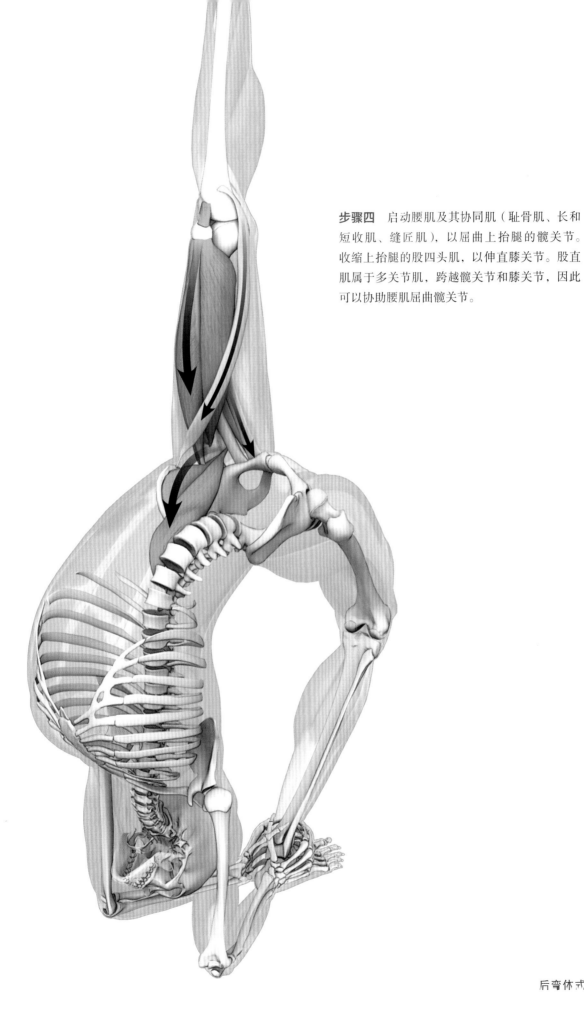

步骤四 启动腰肌及其协同肌（耻骨肌、长和短收肌、缝匠肌），以屈曲上抬腿的髋关节。收缩上抬腿的股四头肌，以伸直膝关节。股直肌属于多关节肌，跨越髋关节和膝关节，因此可以协助腰肌屈曲髋关节。

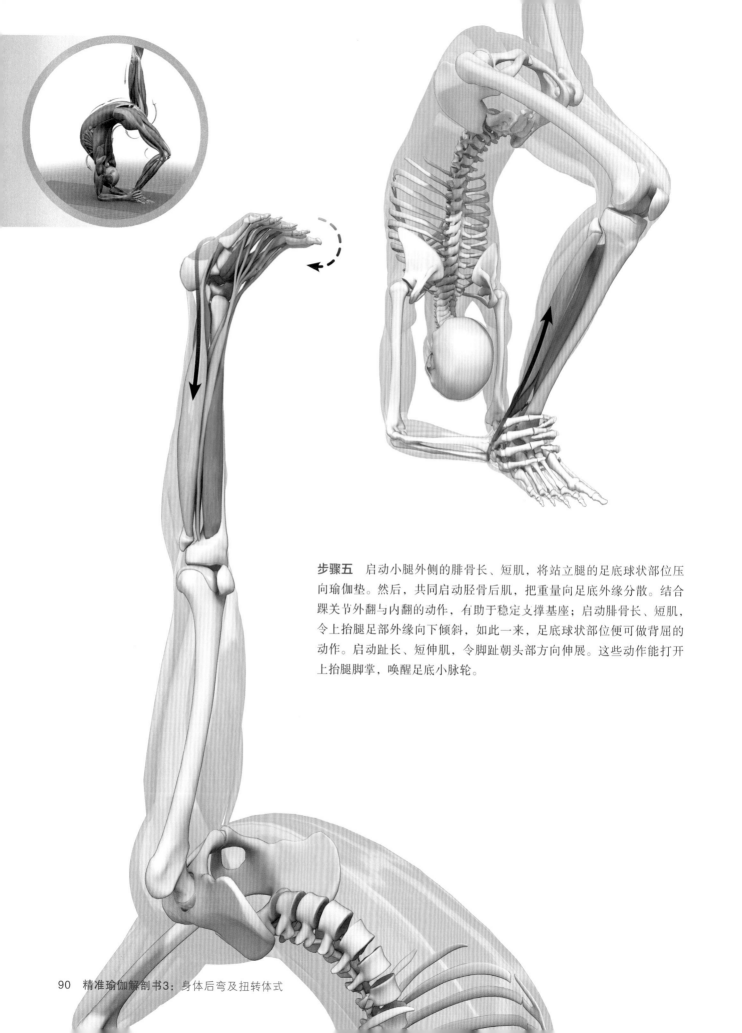

步骤五 启动小腿外侧的腓骨长、短肌，将站立腿的足底球状部位压向瑜伽垫。然后，共同启动胫骨后肌，把重量向足底外缘分散。结合踝关节外翻与内翻的动作，有助于稳定支撑基座；启动腓骨长、短肌，令上抬腿足部外缘向下倾斜，如此一来，足底球状部位便可做背屈的动作。启动趾长、短伸肌，令脚趾朝头部方向伸展。这些动作能打开上抬腿脚掌，唤醒足底小脉轮。

总结 抬腿动作会伸展髋部伸肌，即臀大肌和大收肌。髋部屈曲动作跟膝关节伸展动作一旦结合，三角形原理的焦点便落在腘绳肌上，分别从肌肉的起端和止端伸展腘绳肌。膝关节伸直和足部背屈能帮助伸展腓肠肌。站立腿的髋部屈肌（腰肌、耻骨肌、长和短收肌）也处于伸展状态。股直肌被拉长，并离心收缩。肩关节屈曲幅度变大，连带拉长了背阔肌、大圆肌、三角肌后束、胸大肌（胸肋部）。单腿内收直棍式跟所有后弯体式一样，都会伸展腹肌。稍微离心收缩腹肌，创造腹腔"气囊扩张"效应，并启动耻尾肌，令骨盆（骶骨）前屈，保护脊椎。

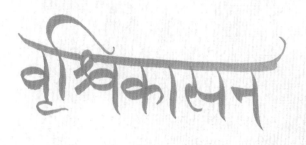

VRSCHIKASANA

蝎子式

　　蝎子式总共有三个体式重点：后弯、手臂平衡、倒立。最好将蝎子式拆解成三个局部动作，各自加以练习。例如，以单一肌肉的诱发式伸展来培养髋关节和肩关节的柔软度，练习孔雀起舞式以锻炼倒立和手臂平衡。最后再把这三个局部动作结合成一个完整体式，也就是蝎子式。

　　做手臂平衡时，要从生理学和生物力学原理观察其动作过程。蝎子式的完美状态中，身体重量应"悬"在肱骨上，重力方向（力学轴）与肱骨的解剖轴对齐。肩部肌肉发挥了辅助稳定的功能，也很重要。想要达到最佳稳定状态，则需用力收紧肩部从深层到表层的每一层肌肉。肩部深层肌肉包含菱形肌和肩袖肌群（rotator cuff），菱形肌负责固定肩胛骨，而肩袖肌群则可以稳定肩盂肱关节；表层肌肉则有斜方肌、三角肌和胸肌。结合以上肌肉动作，可以稳定肩胛带——做倒立体式时，肩胛带才是保持平衡的关键。肱骨向外绕转，可形成韧带牵引机制（ligamentotaxis），即收紧关节囊和其他纤维组织，协助肩关节就位。

　　记住，骨头长轴要跟重力方向对齐，利用力学原理支撑身体重量，而不是靠肌肉力量。只要骨骼落在正确位置上，就不必借助太多肌肉力量调整骨骼排列或启动韧带牵引机制。所以，启动正确肌肉调整好姿势，就能让身体以较不费力的方式做这些动作。

--- **基本关节位置** ---

· 肩关节屈曲。
· 肘关节屈曲。
· 前臂旋前。
· 躯干后弯。

· 髋关节伸展、内旋、内收。
· 膝关节屈曲。
· 踝关节跖屈。
· 脚趾屈曲。

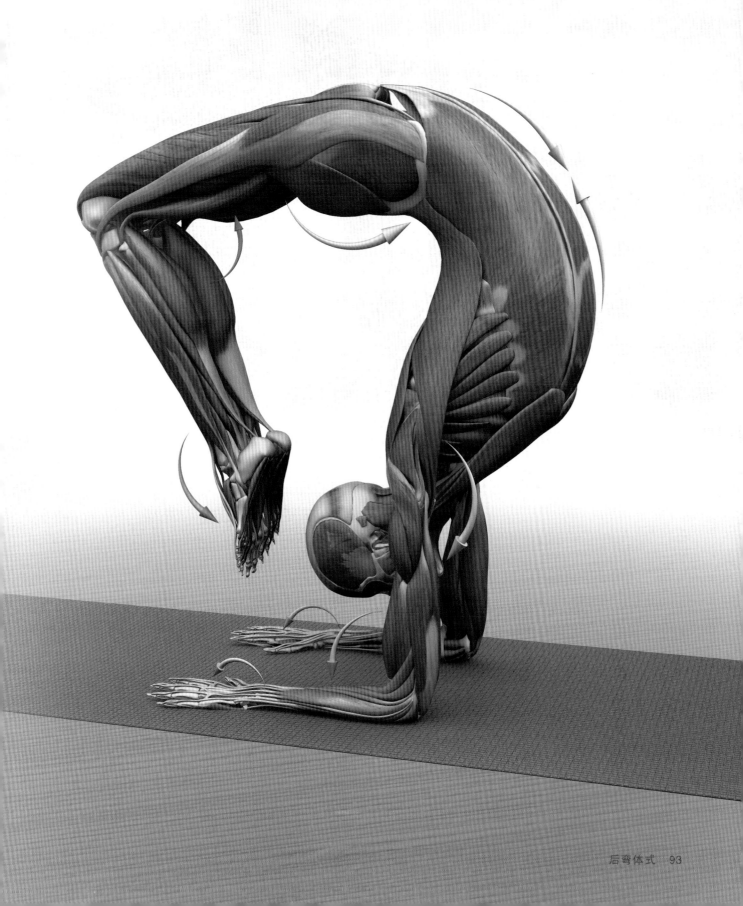

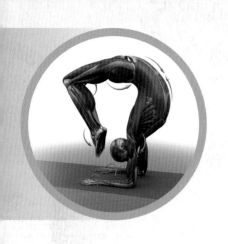

蝎子式准备动作

先拆解动作，并以单一肌肉的诱发式伸展培养肩部与髋部的柔软度。要是没把握完成蝎子式的倒立动作，也可以靠墙练习孔雀起舞式，逐步培养信心。等你觉得轻松舒适，便可以将前臂所构成的支撑基座慢慢移开墙壁。接着，如第95页左上图所示，膝关节屈曲，双脚翻过去碰到墙壁。同时，前臂和双手下压，展开并抬高肩膀（使肩膀远离耳朵）。

接下来，在身体和墙壁之间放一把椅子。双脚小心往下移动，踩到椅背上，然后伸展髋关节和膝关节，将骨盆往上顶。等到身体够柔软，双脚从椅背下移，使足底平贴椅面，背部后弯，从肩膀处向上提起身体。逐步慢慢缩小双脚和头部的距离，双脚朝椅子边缘移动，直到脚趾挂在座椅边缘。最后，将双脚置于头顶。

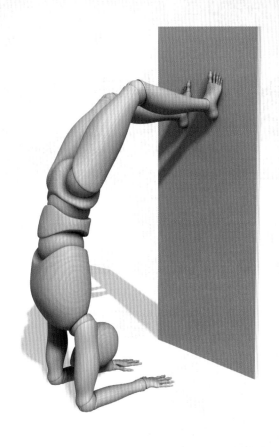

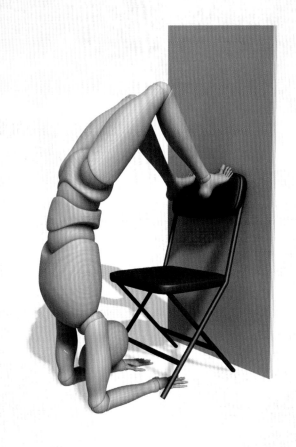

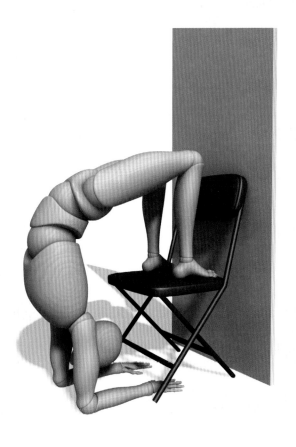

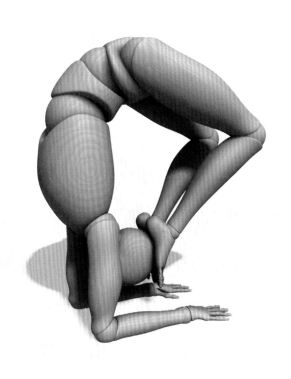

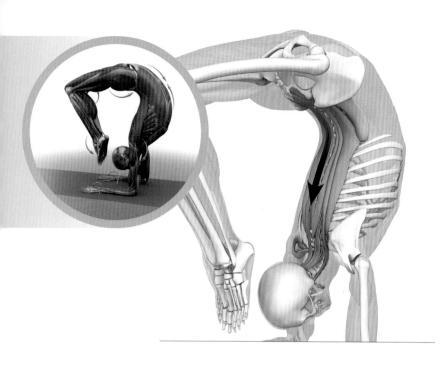

◀ **步骤一** 收缩深层背部伸肌（竖脊肌和腰方肌），令脊椎后弯。要注意拱背、骨盆前倾、股骨伸展之间的联带动作（coupled movement）和关节节律。深层背部伸肌的动作和脊椎动作结合起来，便可连接肩胛带和骨盆，使身体形成蝎子的形状。

步骤二 启动臀大肌、臀小肌和臀中肌后半部，做髋部伸展动作。在臀大肌纤维拉动下，容易造成股骨外旋、双腿膝关节外张的情况。而伸展腰肌也会把股骨拉到外旋的姿势。理想状况下，股骨应从髋关节直射出去，相互平行。可是想达成这种状态，髋部前侧要足够柔软，且髋关节内收、内旋的力量必须强而有力。启动大收肌，将膝关节拉向中间。接着，想象膝关节外侧抵住东西，然后外推。这会启动阔筋膜张肌及臀中肌靠前侧的纤维，帮助内旋大腿。

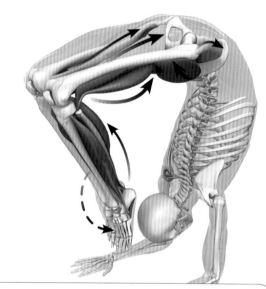

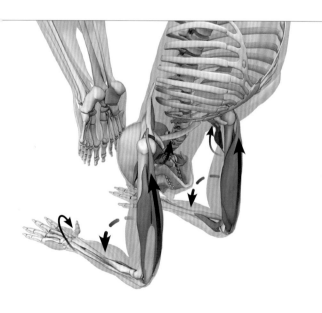

步骤三 收缩前臂的旋前圆肌和旋前方肌，从食指指丘开始将掌心压向地板。十指张开，指腹抓地。收缩肱三头肌，令肘关节成直角，如此一来，肱骨的解剖轴才会与力学轴（重力方向）对齐，从而有助于支撑身体重量。请注意，肱三头肌长头跨过肩关节，附着在肩盂腔上。因此，肱三头肌宛如一个稳定器，可协助其他肌肉（肩袖肌群）稳定肩关节。肩关节前推，远离双手，感觉像把两只手高举过头。这会启动三角肌前束、肩胛提肌和斜方肌上束。

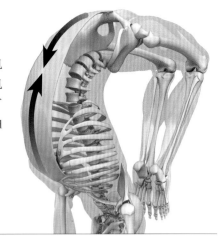

▶ **步骤四**　轻轻收缩腹肌，借此启动腹腔"气囊扩张"效应。请注意，腹直肌的起端位于肋骨，止端位于骨盆前侧正中央的耻骨联合。腹部收缩，会使腹直肌的起端和止端同时往中间移动，令骨盆向后倾斜，进入后倾的姿势，这样也可以避免腰椎过度后弯，减轻压力。如欲加强保护，可同时做凯格尔运动（Kegel maneuver），以启动会阴收束法。这会收缩耻尾肌，使得髂骨带动骶骨后仰。

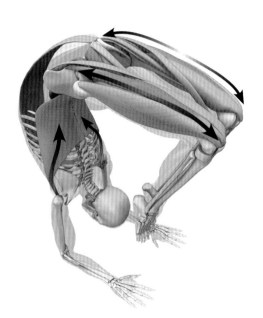

◀ **步骤五**　启动前锯肌和斜方肌，令肩胛骨向外绕转，从肩膀处将整个躯干抬高。仔细观察该动作如何把肩盂腔（肩关节臼窝）置于肱骨头（肩关节球状部位）之上，让肩膀支撑躯干。启动旋转肌群（包含冈下肌、小圆肌），将肱骨头固定在臼窝内。启动肩袖肌群的诀窍是，外旋肩关节（肱骨）。肩关节（肱骨）外旋，便可收紧关节囊和盂肱韧带（glenohumeral ligament），在蝎子式中，盂肱韧带才是稳定肩膀的关键。这也是用韧带牵引机制稳定姿势的范例之一。

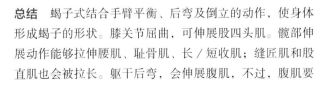

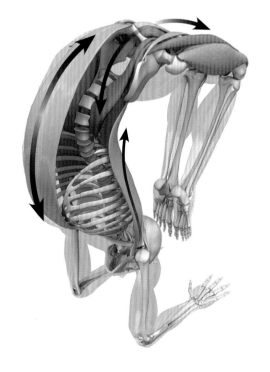

总结　蝎子式结合手臂平衡、后弯及倒立的动作，使身体形成蝎子的形状。膝关节屈曲，可伸展股四头肌。髋部伸展动作能够拉伸腰肌、耻骨肌、长／短收肌；缝匠肌和股直肌也会被拉长。躯干后弯，会伸展腹肌，不过，腹肌要离心收缩来保护腰椎。肩关节屈曲，可拉长背阔肌、三角肌后束、胸大肌的胸锁部位（俗称上胸大肌）、喙肱肌和肱肌。前臂旋前，可伸展旋后肌和肱肌。

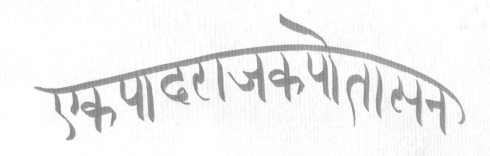

EKA PADA RAJA KAPOTASANA

单腿鸽王式

　　单腿鸽王式有三个重点：前腿髋关节屈曲、外展、外旋，后腿髋关节伸展、内收、内旋，背部后弯。髋关节两边的动作相反，这会在整个骨盆创造一股收束的力量。同时启动这两个相反动作的髋关节肌肉，力量会传至骶髂关节，收紧骶髂韧带。这一过程就体现了韧带牵引机制，有助于稳定骨盆。把单腿鸽王式拆解成几个基本动作并加以剖析，就会找到动作瓶颈所在。比如，单腿鸽王式需要外旋前腿髋关节，髋关节内旋肌（臀中肌和阔筋膜张肌）如果太紧，就会限制外旋的幅度。所以，要先找到髋关节内旋肌，然后用诱发式伸展将其拉长，扩大股骨外旋的空间。后腿髋关节肌肉可用同样方式排除动作障碍，只是动作方向刚好相反。

　　上下肢连接，可构成力矩支点，加深体式。例如，一手拉住后脚以伸展背部。同样地，另一手压向瑜伽垫，再尝试往后推，令胸部向前扩展。仔细观察完成式的过程，你会发现每一个动作环环相扣。

--- **基本关节位置** ---

- 前腿髋关节屈曲、外展、外旋。
- 前腿膝关节屈曲。
- 后腿髋关节伸展、内收、内旋。
- 后腿膝关节屈曲。
- 躯干后弯。

- 握脚手臂一侧的肩关节屈曲，肘关节屈曲。
- 撑地手臂一侧的肩关节伸展，肘关节伸直，前臂旋前。

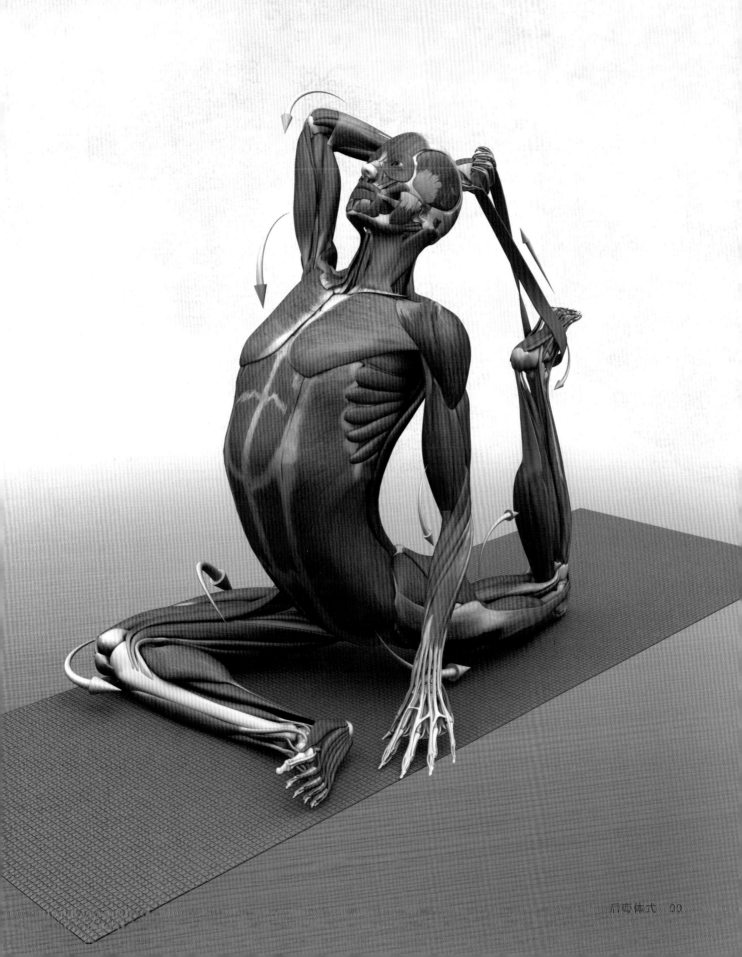

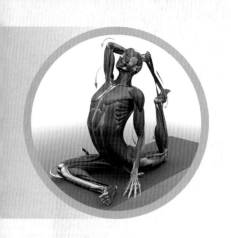

单腿鸽王式准备动作

在准备阶段，可以将体式拆解成几个步骤。先用双臂环抱前脚，以拉伸髋关节内旋肌。如有必要，就以诱发式伸展来拉长内旋肌。由于膝关节属于屈戌关节（hinge joint），在做抱脚动作时，应尽量予以支撑，以免伤到软骨和韧带。手臂要是无法环抱，可以用双手分别扶住足部和膝盖，训练柔软度。接着，前脚解开，进入弓步。启动后腿臀大肌，并屈曲前腿膝关节，借此加深后腿髋部屈肌的伸展。

等到身体足够柔软，结合弓步和开始进行的髋关节伸展动作，将后脚套上瑜伽绳，如第101页图中所示。最后，改用双手握住后脚，单腿鸽王式就大功告成。

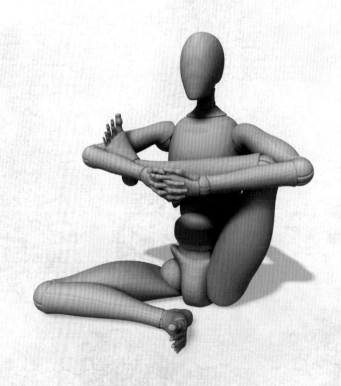

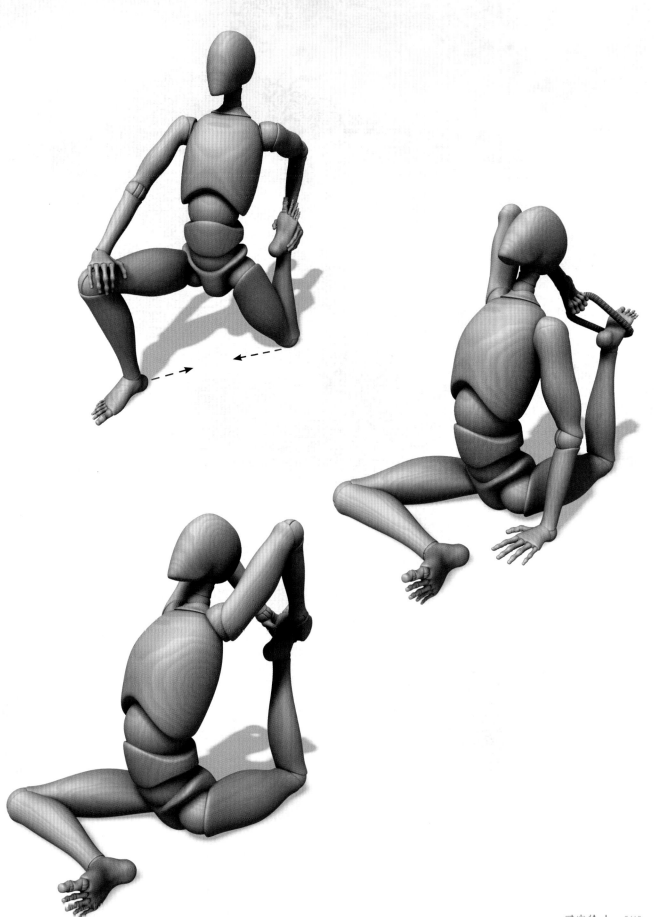

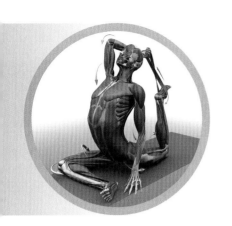

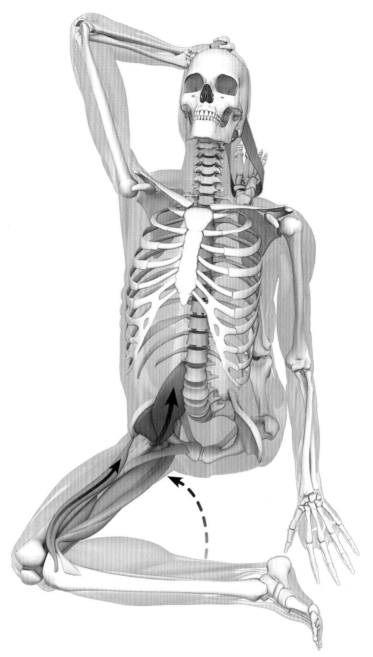

步骤一 收缩腰肌及其协同肌，包括耻骨肌、长和短收肌，以屈曲、外旋前腿大腿。启动腰肌的诀窍是，以手按住膝关节，但膝关节又尝试抬离地板。注意到了吗？启动腰肌可令骨盆进入前倾位置，并伸直下背部。骨盆动作又会影响股骨屈曲、外旋的幅度（骨盆股骨节律）。骨盆前倾还有一项好处，它可以放松后腿髋关节的髂股韧带。如果髂股韧带太紧，会限制髋部伸展，妨碍加深体式。髂股韧带一旦放松，便可进一步伸展后腿髋关节。

　　缝匠肌从骨盆前侧一路延伸到膝关节内侧。这块肌肉可协助屈曲、外展、外旋股骨。收紧腘绳肌以屈曲膝关节，并注意膝关节应保持在屈成关节可允许的动作范围内。

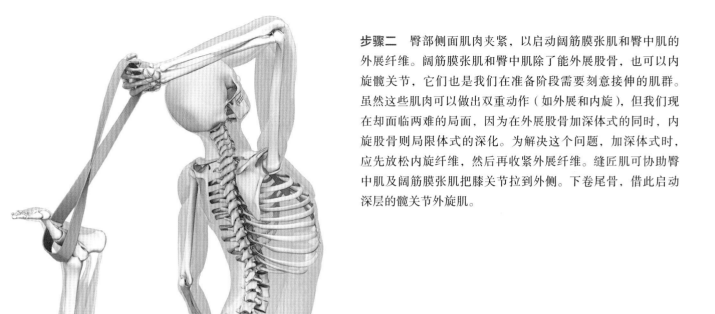

步骤二 臀部侧面肌肉夹紧，以启动阔筋膜张肌和臀中肌的外展纤维。阔筋膜张肌和臀中肌除了能外展股骨，也可以内旋髋关节，它们也是我们在准备阶段需要刻意接伸的肌群。虽然这些肌肉可以做出双重动作（如外展和内旋），但我们现在却面临两难的局面，因为在外展股骨加深体式的同时，内旋股骨则局限体式的深化。为解决这个问题，加深体式时，应先放松内旋纤维，然后再收紧外展纤维。缝匠肌可协助臀中肌及阔筋膜张肌把膝关节拉到外侧。下卷尾骨，借此启动深层的髋关节外旋肌。

▶**步骤三** 后腿髋关节需要伸展、内收和内旋。收缩臀大肌以伸展髋关节。要特别注意的是，启动臀大肌也会导致股骨外旋。但在单腿鸽工式中，我们希望股骨内旋，所以需要收紧臀中肌和阔筋膜张肌，以内旋股骨。启动这两块肌肉的诀窍是，后腿大腿和膝关节压向瑜伽垫，再尝试把大腿拖到外侧（外展大腿）。由于膝关节被瑜伽垫牵制住，外展动作不会真的发生，但外展的尝试却会启动臀中肌和阔筋膜张肌，继而如右图所示，内旋股骨。臀中肌靠后侧的纤维也能帮助臀大肌伸展髋关节。将膝关节拉向身体中线，借此启动大收肌。仔细观察这一过程如何增加髋关节的伸展幅度。

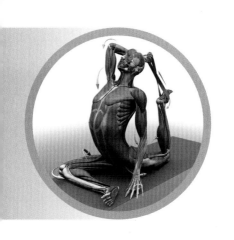

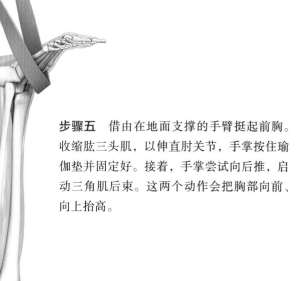

▶ **步骤四** 拱背，令胸部向前扩展。这会启动竖脊肌并伸展脊椎的深层肌群（腰方肌）。收缩斜方肌下束，使肩膀下拉并远离耳朵；启动菱形肌，将两侧肩胛骨拉向身体中线。这个动作会打开胸部，使身形宛如一只鸽子。在重要概念一章提过，收缩胸小肌和前锯肌会令胸部扩展的动作臻于完美。

步骤五 借由在地面支撑的手臂挺起前胸。收缩肱三头肌，以伸直肘关节，手掌按住瑜伽垫并固定好。接着，手掌尝试向后推，启动三角肌后束。这两个动作会把胸部向前、向上抬高。

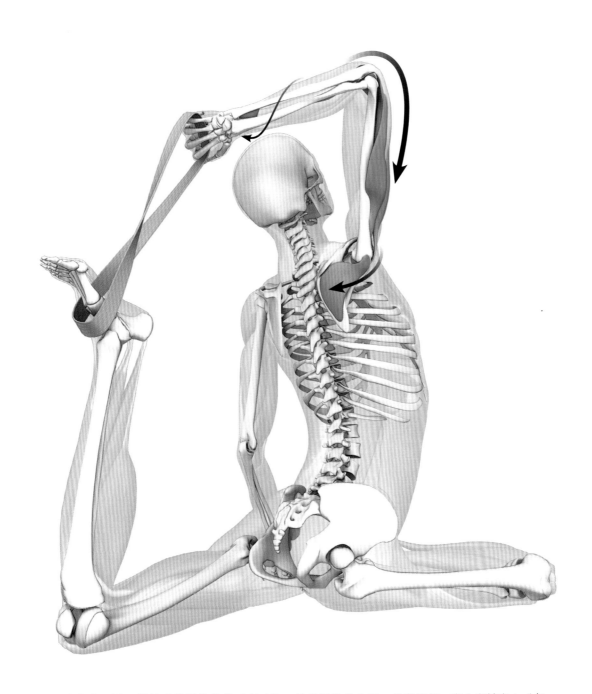

步骤六 用上举的手臂强化背部后弯动作。单手握住瑜伽绳，前臂旋前，掌心翻转向上（如上图所示）。这会启动旋前圆肌和旋前方肌。收缩肱三头肌，尝试伸直肘关节，并启动冈下肌和小圆肌，以外旋肩关节。这三个动作的力量传到胸部，将胸部一举上拉。

नटराजासन
NATARAJASANA

舞王式

　　舞王式结合了后弯和单腿平衡的动作，非常具有挑战性。所以，迈向舞王式的第一步就是了解这两种姿势类型。一般说来，最好把困难部分略过，先掌握其他部分。例如，将后弯姿势和平衡动作分开，各自熟练掌握以后，再将两者结合。

　　我们先从后弯动作开始。完成舞王式有个先决条件：要能大幅度伸展髋关节和大腿。因此，先伸展腰肌及其协同肌，包括耻骨肌、长／短收肌、缝匠肌，以训练柔软度。——伸展、拉长这些肌肉后，等身体足够柔软，再开始练习其他后弯体式，如上轮式和骆驼式。接着，通过练习树式和手抓脚趾单腿站立伸展式，调整你的平衡感。用瑜伽绳套住脚，一只手握绳，另一只手放在墙上保持平衡，一步一步向舞王式迈进。

　　以上已经简单介绍如何拆解这一进阶体式，先针对各个局部动作预先准备，善用辅具，最后再将所有局部动作组合起来，完成标准体式。记住，这也是一段重要的旅程，过程之中每个环节皆有收获。每一小段旅程都是瑜伽。

——————— 基本关节位置 ———————

- 站立腿膝关节伸直。
- 站立腿髋关节屈曲。
- 躯干后弯。
- 后抬腿髋关节伸展。
- 后抬腿膝关节屈曲。

- 踝关节跖屈。
- 握脚手臂一侧的肩关节屈曲，肘关节屈曲，前臂旋后。
- 平举手臂一侧的肩关节屈曲，肘关节伸直，前臂旋前。

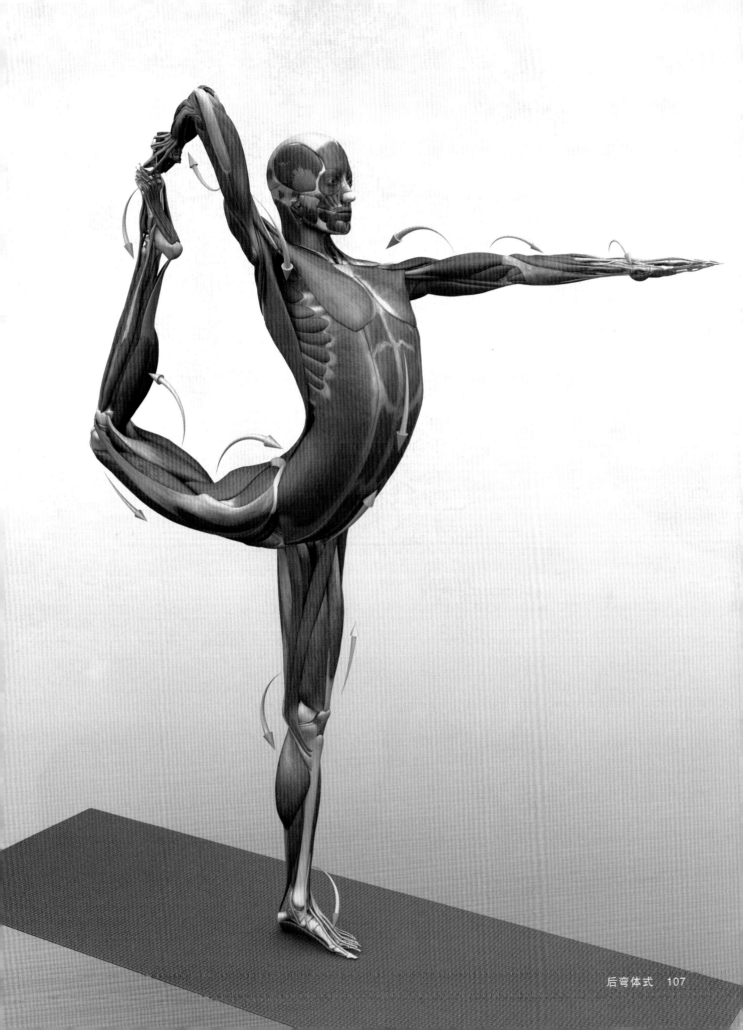

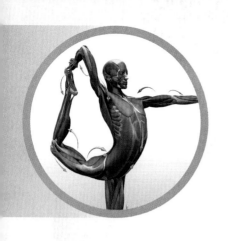

舞王式准备动作

诱发式伸展是拉长肌肉的最有效方式，也是迈向舞王式这种进阶体式的必经之路。以腰肌伸展动作（见左下图）来拉长髋部屈肌。接着，利用椅子打开肩关节。这时，不妨再加个诱发式伸展，以肘关节抵靠椅面并间歇性下压，将放松反应所增加的长度伸展开（见右下图）。

将这些肌肉伸展完毕，就要开始迈向舞王式了！一只手扶墙，另一只手抓稳踝关节。一开始不要太勉强，脚能抬多高多就抬多高。等到身体足够柔软，踝关节从后方向上抬高（手臂后举）。这是舞王式的一种变式。另一种是肘关节屈曲，手臂抬高过头（跟上轮式一样）勾住大脚趾。这个动作也可以使用瑜伽绳辅助套脚来完成。

结束时，先收缩站立腿的股四头肌，以稳住身体。然后屈曲后抬腿的膝关节，小心解开动作。舞王式颇有难度，非一蹴可及之事，可能要花上几个月甚至几年的时间才能做到，所以就算是中途卡住也无妨。记住，持之以恒的练习和缓慢进步比过度锻炼更重要，循序渐进达成目标才是上策。

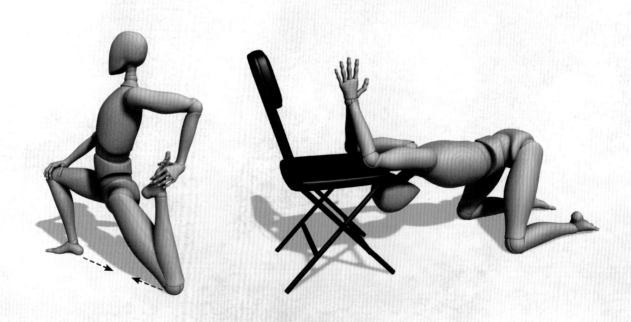

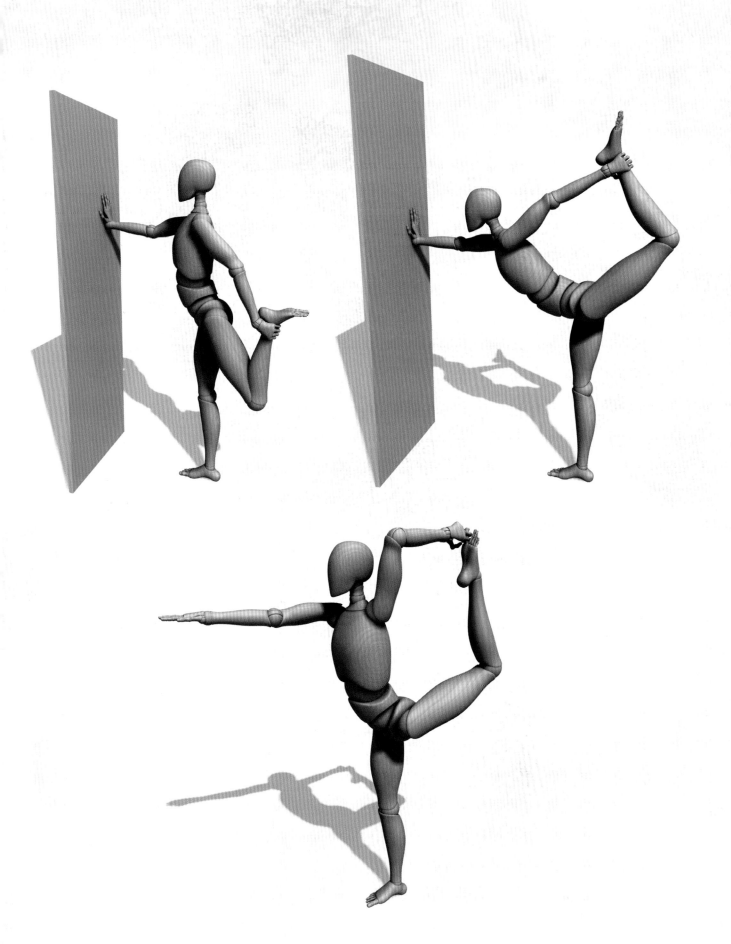

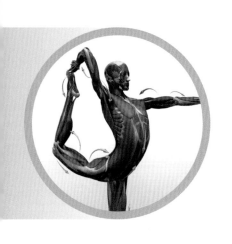

步骤一 站立腿有几块肌肉处于启动的状态。单腿站立时，髋关节外展肌（阔筋膜张肌和臀中肌）会自动收缩，拉动附着在髂嵴上的起端，这样可拴住骨盆，使之保持平衡。外展肌群要是衰弱无力或无法正常运作，骨盆会朝上抬腿一侧陷落，这在医学上被称作"特伦德伦伯格病征"（Trendelenburg's sign）。这时请观想肌肉收缩，从骨盆核心来稳定姿势。

收缩股四头肌，以伸直膝关节；阔筋膜张肌会辅助股四头肌一起伸展膝关节，也可从外侧稳定膝关节。足底球状部位压向瑜伽垫，借此启动腓骨长、短肌。启动胫骨后肌（这块肌肉负责内翻踝关节），让全身重量均匀分布于足底。用趾屈肌来调节身体的平衡。别忘了，身体稳定虽主要来自骨盆，但我们仍应通过足部和踝关节肌肉的相互作用，来调整稳定度。

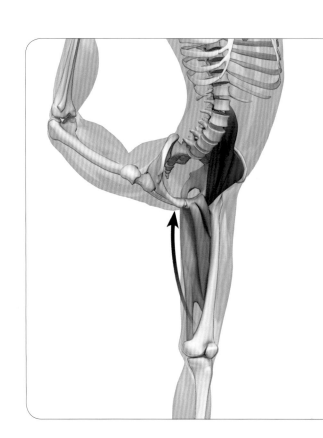

步骤二 收缩腰肌和内收肌群，以稳定站立腿。观察腰肌如何衔接腰椎和股骨，并协助向前拱背。由于腰肌包覆骨盆前侧，腰肌一收缩，骨盆和躯干便会向前倾斜。

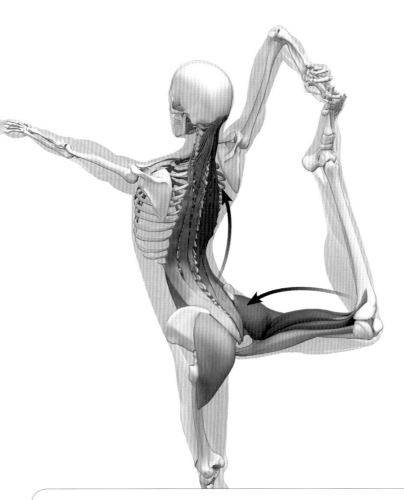

步骤三　用腘绳肌和臀大肌一起抬高后腿。在此阶段，需要先夹紧臀部肌肉，尾骨内卷。接着，放松腘绳肌，并收紧其拮抗肌（股四头肌），加深拱背的弧度。腿从后面上举时，膝关节容易向外偏移，所以要启动大收肌，把大腿拉向身体中线，修正膝关节偏移的情况。大收肌也会协助臀大肌做髋部伸展动作。

　　收缩竖脊肌和腰方肌以向前拱背，上抬腿这一侧的肌肉要稍微用力去收紧。收缩站立腿的臀大肌，有助于保持身体平衡。

步骤四　用整只手臂和肩关节来抬高脚。启动指屈肌和拇屈肌（及拇收肌）来勾住大脚趾。启动旋前圆肌和旋前方肌（掌心尝试向上翻转），令前臂旋前。这会锁住抓握的动作。收缩肱三头肌以伸直肘关节，可以把脚拉得更高。启动三角肌前束以屈曲肩关节，令整只手臂高举过头且后弯。三角肌后束可协助冈下肌和小圆肌外旋肩关节。

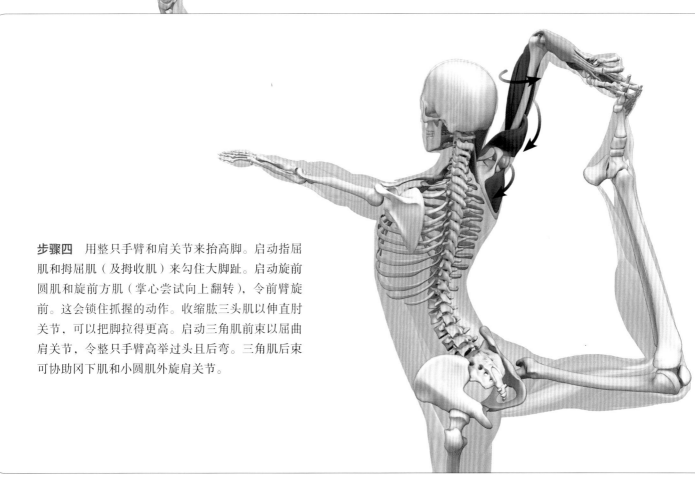

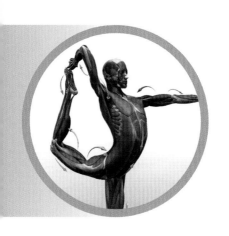

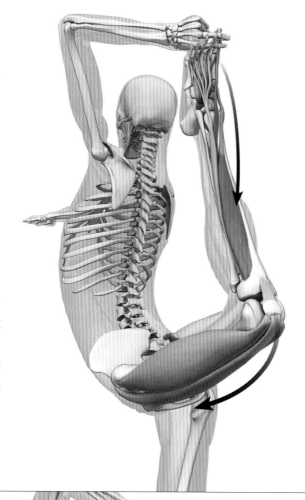

步骤五 通过收缩胫骨前肌和趾伸肌，尝试背屈足部。收紧胫骨前肌和趾伸肌的诀窍是，将足背拉向胫骨。这会进一步锁住抓握的动作。收紧股四头肌，以加深拱背的弧度。注意到了吗？股四头肌一收缩，便会伸直膝关节并挺起躯干。在舞王式中，股四头肌处于伸展状态，启动股四头肌这个动作属于离心收缩。

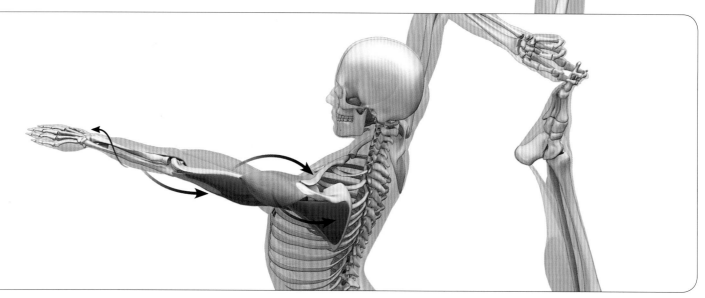

步骤六 启动肱三头肌，以伸直手臂，用三角肌前束和三角肌中束来抬高手臂（肩关节前侧屈曲）。启动冈下肌和小圆肌，以外旋肱骨；三角肌后束是冈下肌和小圆肌的协同肌，也会辅助外旋动作。最后，用旋前圆肌和旋前方肌令前臂旋前，沿着整只手臂形成一股螺旋力量。启动旋前肌群的诀窍是，掌心下翻。肩关节外旋，前臂则朝反方向转动，这两个动作一结合，便可收紧跨越肘关节的韧带，稳定关节，创造收束。

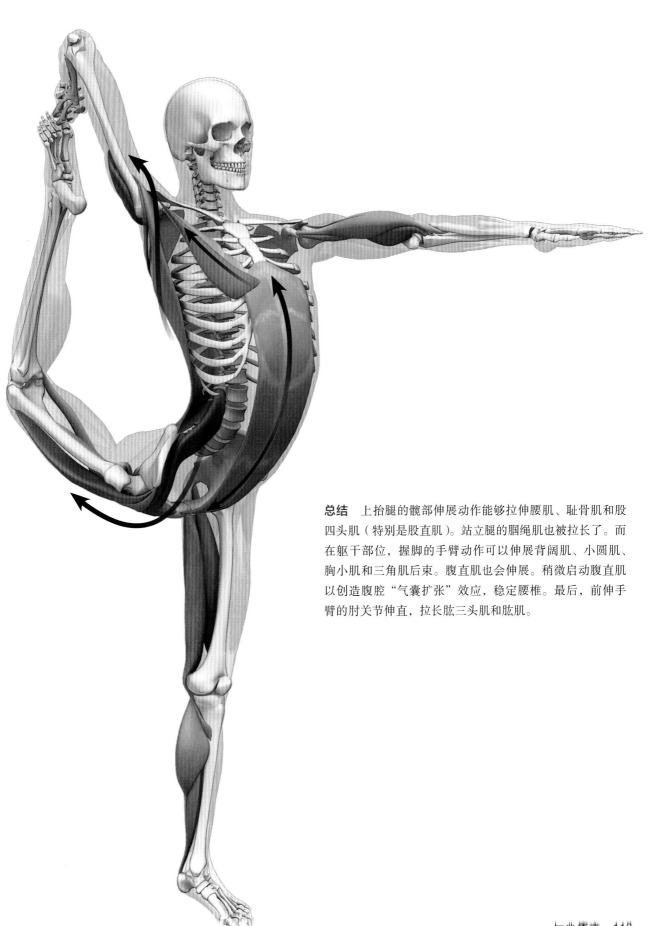

总结 上抬腿的髋部伸展动作能够拉伸腰肌、耻骨肌和股四头肌（特别是股直肌）。站立腿的腘绳肌也被拉长了。而在躯干部位，握脚的手臂动作可以伸展背阔肌、小圆肌、胸小肌和三角肌后束。腹直肌也会伸展。稍微启动腹直肌以创造腹腔"气囊扩张"效应，稳定腰椎。最后，前伸手臂的肘关节伸直，拉长肱三头肌和肱肌。

扭转体式

TWISTS

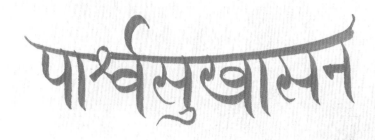

PARSVA
SUKHASANA

侧扭转坐式

扭转体式是利用上、下附肢骨骼（手和脚）的连接来扭转中轴骨骼（脊椎与躯干），进而拉长脊椎旋转肌群（附在一节节椎骨上）、竖脊肌、腰方肌，以及腹肌——也就是利用身体某一部位来影响其他远距离部位。这是瑜伽体式的中心思想，也是它跟现今物理治疗的最大不同之处。现代医疗体系通常着眼于局部，仅就局部结构发展锻炼方式。瑜伽体式则着眼于整体，从全身看到一个体式，从一个体式看到整体练习，从整体练习看到生活全貌。

扶膝的手臂微弯，仔细观察这一屈肘动作如何转动躯干，扭转骨盆，并影响双腿。双腿和骨盆则提供稳固的反作用力，将下半身转离胸部和躯干。肩胛带和骨盆带之间依靠脊椎连接，只要转动脊椎，便可做出扭转体式。侧扭转坐式印证了一件事：我们可以通过结合几个次要动作来达成主要动作——上半身先转向一方，再让下半身转向另一方。

——— 基本关节位置 ———

- · 髋关节屈曲、外展、外旋。
- · 膝关节屈曲。
- · 躯干伸展、旋转。
- · 扶膝手臂一侧的肩关节屈曲，

- 肘关节伸直，前臂旋前。
- · 后方手臂一侧的肩关节伸展，肘关节伸直，前臂旋前。
- · 颈椎扭转。

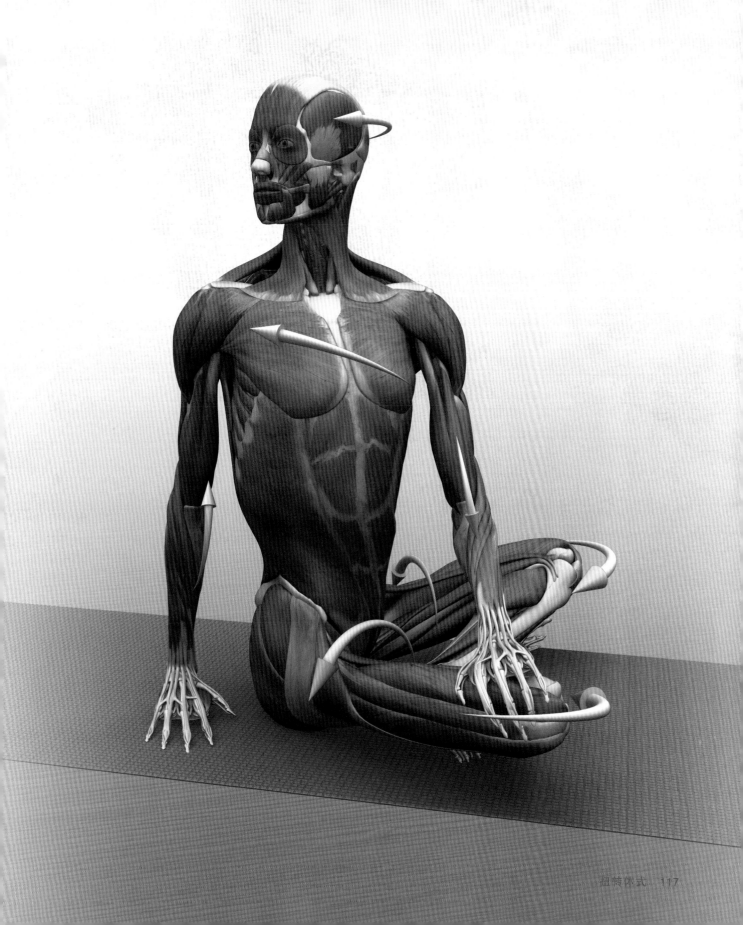

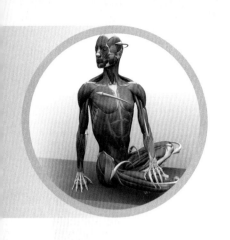

侧扭转坐式准备动作

盘坐经验不多的人，很容易如第119页上图所示，出现上半身驼背的情况。试试以下这个方法，能有效拉直脊椎并稳定姿势：双手固定在膝上，屈肘，尝试将背部前拉，感觉好像要把膝盖拉向身体。双手和膝盖实际上不会挪移，但胸部会因此向前扩展，脊椎挺直，这一切都要得益于背阔肌的闭链收缩。在闭链收缩中，手臂无法挪移，故背阔肌止端保持固定不动，结果屈肘的动作反而把背阔肌的起端（沿着背部中线分布）前拉，从而打开胸部。

这时一只手放在另一侧膝关节上，另一只手放在身体后方地面上并下压，借此挺起胸部。搭在膝关节上的肘关节屈曲，带动躯干进入扭转。地面上的手臂尝试向前推，由于掌心紧贴在地，向前推的力量于是转化成扭转的力量，帮助转动上半身。而身体尝试转离的那只大腿要外展、外旋，用下半身抵抗上半身扭转的力量。这会使骨盆向下扎根稳定。

进入扭转体式以前，不妨先练习下图的三角扭转侧伸展式来锻炼柔软度。反之，练习站姿扭转体式之前，也可练习坐姿扭转式以做准备。

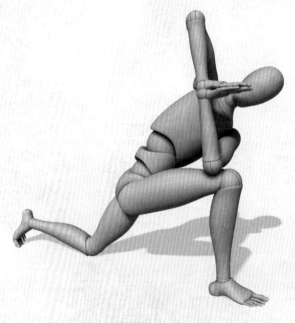

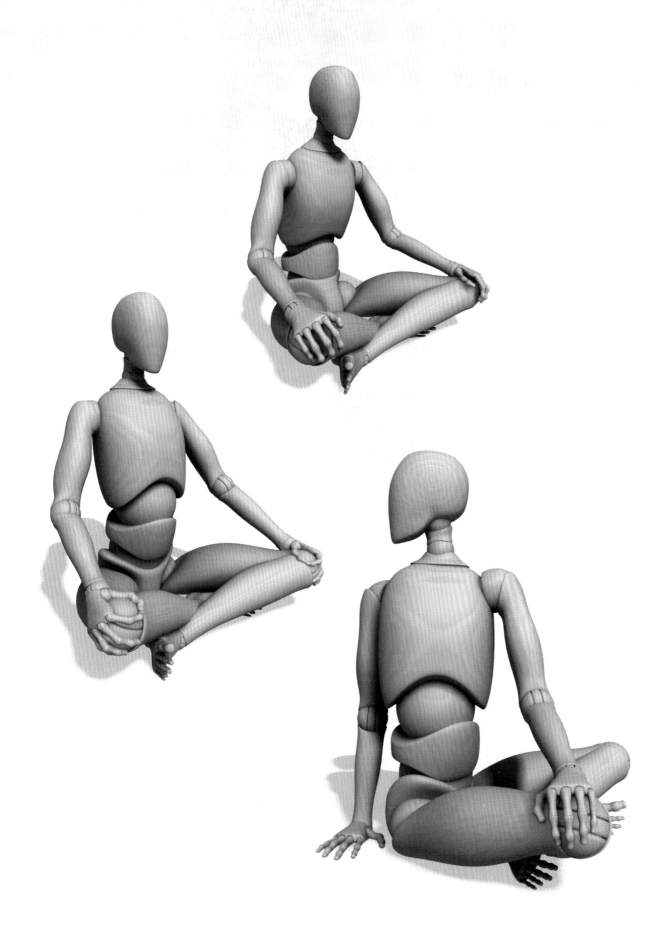

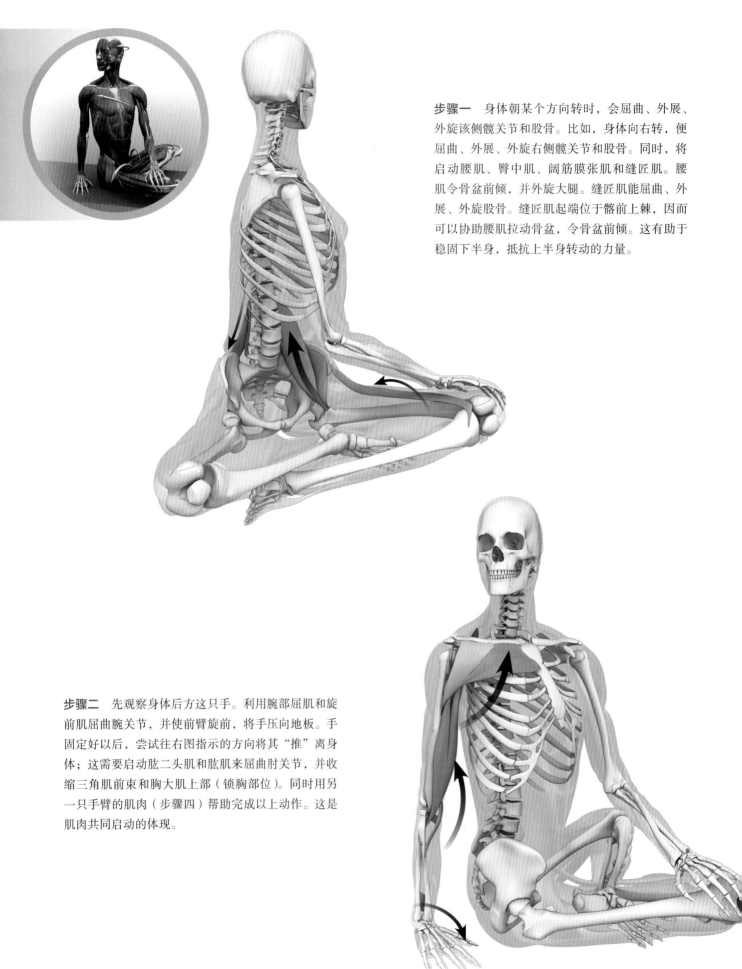

步骤一 身体朝某个方向转时，会屈曲、外展、外旋该侧髋关节和股骨。比如，身体向右转，便屈曲、外展、外旋右侧髋关节和股骨。同时，将启动腰肌、臀中肌、阔筋膜张肌和缝匠肌。腰肌令骨盆前倾，并外旋大腿。缝匠肌能屈曲、外展、外旋股骨。缝匠肌起端位于髂前上棘，因而可以协助腰肌拉动骨盆，令骨盆前倾。这有助于稳固下半身，抵抗上半身转动的力量。

步骤二 先观察身体后方这只手。利用腕部屈肌和旋前肌屈曲腕关节，并使前臂旋前，将手压向地板。手固定好以后，尝试往右图指示的方向将其"推"离身体；这需要启动肱二头肌和肱肌来屈曲肘关节，并收缩三角肌前束和胸大肌上部（锁胸部位）。同时用另一只手臂的肌肉（步骤四）帮助完成以上动作。这是肌肉共同启动的体现。

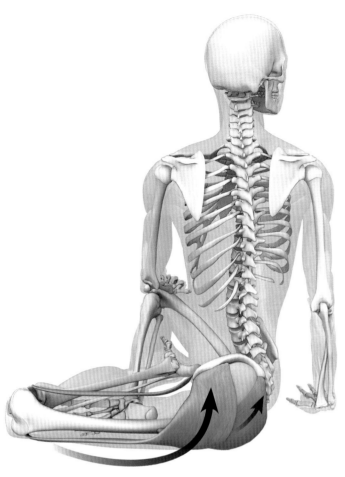

步骤三 注意力现在转到没被手握住的那条腿。收紧该条腿的缝匠肌以屈曲、外展、外旋该侧髋关节和股骨，使骨盆转离上半身。缝匠肌看起来像根绳子，以对角形式横跨大腿。夹紧该侧臀部肌肉，以外旋髋关节，将大腿向外转。启动深层外旋肌，令骨盆向后、向下倾斜。这（后倾）和步骤一中腰肌的动作（前倾）结合，便会在整个骶髂韧带创造"拧转"的效果，收紧骶髂韧带，稳定骨盆。收紧外展肌，将膝关节拉向地面。身体转动时，对侧腰椎容易凸出（比如身体向右转，左侧腰椎容易凸出），而收缩对侧腰方肌，便可以纠正凸出的问题。

步骤四 用手扶住对侧腿膝关节，然后启动桡侧腕屈肌和尺侧腕屈肌以屈曲腕关节，将手固定在膝上。收缩旋前圆肌和旋前方肌，令前臂内旋。用肱二头肌和肱肌来屈曲肘关节。启动背阔肌，感觉好像要把膝关节拉向自己，就像第118页所提及的扩展胸部的动作，这是背阔肌的闭链收缩。以上动作结合起来，才能把肩膀和胸腔拉往扭转方向。

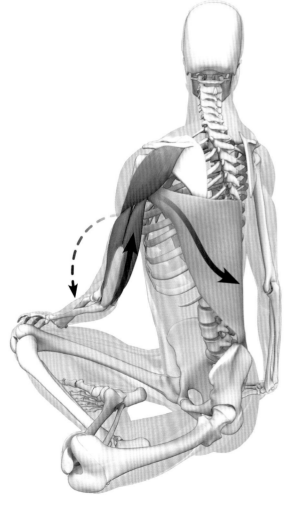

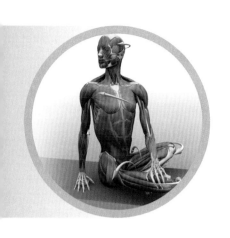

步骤五 菱形肌和前锯肌可以拴住肩胛骨，但在侧扭转坐式中，我们要利用这两块肌肉的闭链收缩来转动胸部，就像一个管子套住另一个管子旋转。启动地面上手臂的前锯肌来扩展胸腔，使之进入扭转。接着讲解扶膝手臂这一侧。收缩该侧大、小菱形肌，尝试把肩胛骨拉向身体中线，但肩胛骨因被手牵制住（通过手臂）而无法移动，故菱形肌一收缩，反而拉动位于椎骨上的起端，加深扭转程度。以上动作要多加练习，这些肌肉一旦被"唤醒"，便有助于扭转上半身。

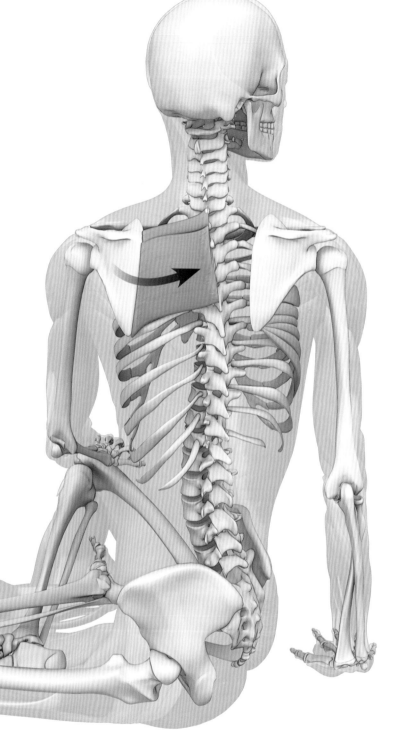

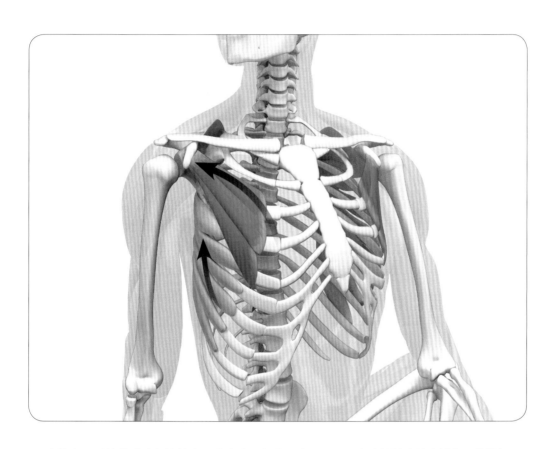

步骤六 不管做哪种扭转体式，胸廓多少都会塌陷。这是因为胸椎被肋骨束缚住，旋转幅度有限，因此，要以呼吸辅助肌群抵抗塌陷的倾向。先把肩胛骨拉向身体中线，将其固定住。然后收紧胸小肌和前锯肌来扩展胸腔。

मरीच्यासन १

MARICHYASANA I

圣哲玛里琪第一式

在圣哲玛里琪第一式中，我们要把上半身转离下半身。这是圣哲玛里琪第一式的重点。然而，这个重点扭转其实是由几个小扭转动作共同创造的。例如，要想使下半身要转离上半身的话，弯曲腿的转动方向就必须配合、辅助这一动作，这样才能够强化下半身转动幅度。所以在圣哲玛里琪第一式，我们要外旋弯曲腿（大小腿被视为单一整体，像根圆木），内旋伸直腿。这两个动作一结合，下半身便可转离上半身。同样，我们应把弯曲腿一侧的肩关节向下，朝伸直腿方向转，将另一侧肩膀向上、向后拉，借此转动躯干。

局部扭转结合起来，肩膀和骨盆会各自朝不同方向转动，刺激神经传导能量由下往上贯通躯干中脉。完成圣哲玛里琪第一式的关键是，找出所有可以转动的部位，再加以结合，借此强化扭转动作。

基本关节位置

- 髋关节屈曲。
- 伸直腿膝关节伸直。
- 弯曲腿膝关节屈曲。
- 躯干屈曲、旋转。

- 肩关节内旋、伸展。
- 肘关节伸直，前臂旋前。
- 被握手臂的腕关节伸展。

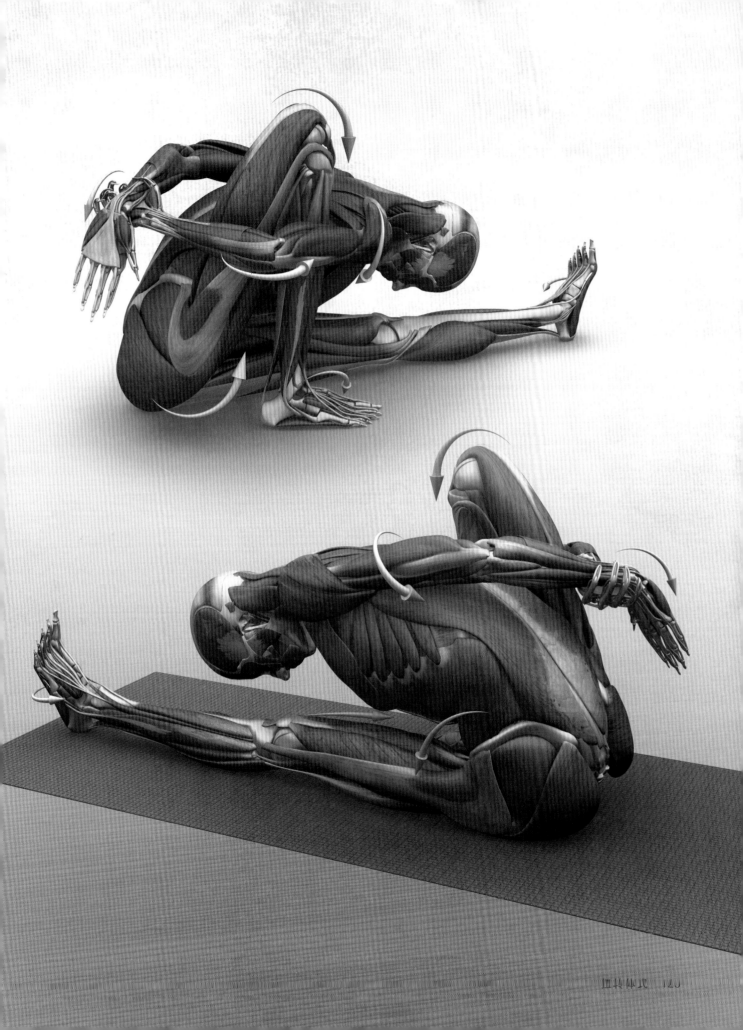

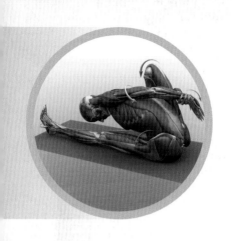

圣哲玛里琪第一式准备动作

先进行手杖式。然后，屈曲髋关节和膝关节，摆出圣哲玛里琪第一式的大概姿势。收缩腘绳肌，令大腿和小腿夹紧，强化屈膝动作。启动伸直腿的股四头肌，以伸直膝关节。身体前弯，用弯曲腿一侧的手去握住伸直腿足部。另一只手则放在髋部旁边，以掌心压地。握足的手臂屈肘，另一侧手臂伸直。同时观察这两个动作如何转动身体。

接着，双手绕背交握或抓住瑜伽绳。弯曲腿一侧的肩关节向前绕转，而伸直腿一侧的肩关节向后绕转。躯干屈曲，到伸直腿正上方。上半身前弯到底，再把肩膀拉离耳朵。结束时，双手松开，身体转向弯曲腿，解开伸展动作；身体坐直，弯曲腿伸直，回到手杖式。

在准备阶段，推荐练习仰卧弓步（见第 127 页左上图），锻炼弯曲腿髋部伸肌的柔软度。

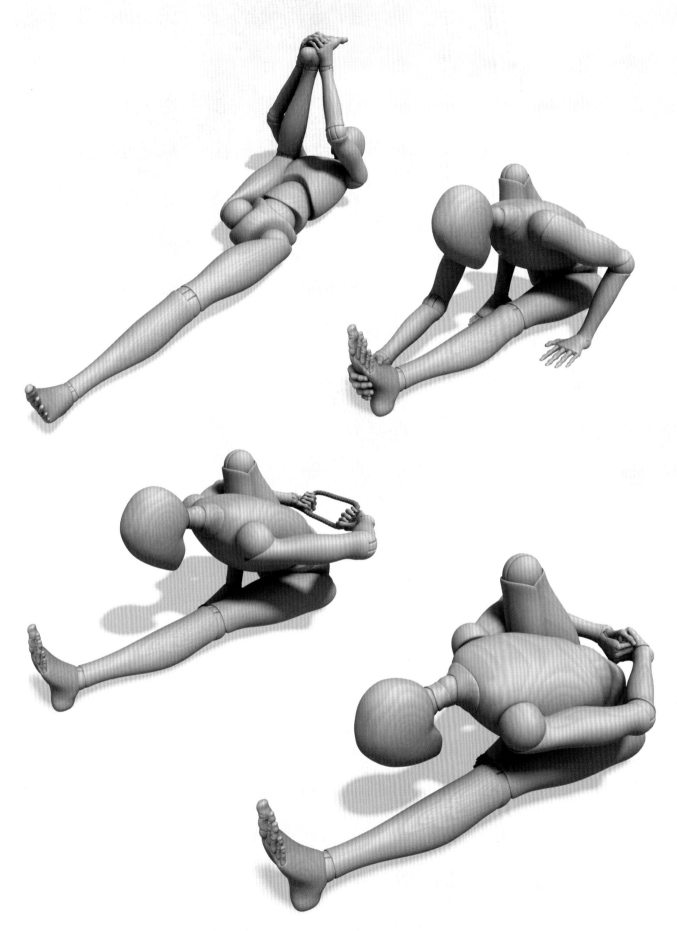

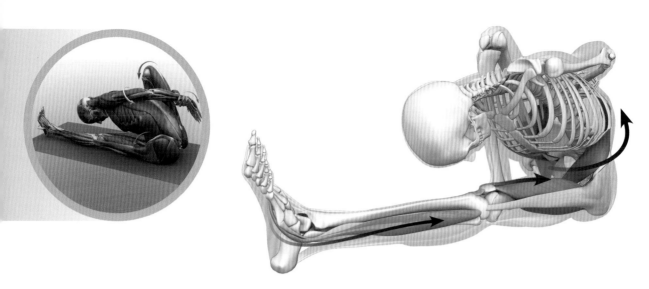

步骤一 启动股四头肌以延展伸直腿，再收缩腓骨长、短肌，把踝关节稍微向外翻转，并打开足底。启动阔筋膜张肌，协同股四头肌伸直膝关节，并协助做髋部屈曲动作。阔筋膜张肌还有个重要功能，即内旋伸直腿的髋关节和股骨。别忘了，

由于身体前屈，臀大肌处于伸展状态。臀大肌一伸展，会外旋股骨，导致膝盖面向外倒。而阔筋膜张肌恰好可以抗衡外旋的力量，把膝盖面转回中立位。

步骤二 收缩腹肌，把躯干前拉。两侧腰肌协助腹肌屈曲髋关节。先观察伸直腿，启动该侧腰肌的诀窍是，尝试将腿抬离地板；而弯曲腿一侧的躯干紧靠大腿。这三个动作会使骨盆前倾，强化伸直腿腘绳肌的伸展。启动会阴收束法，将尾骨前拉，令骶骨向后卷起。这也会与躯干前屈的力量相抗衡，以有效稳定骨盆。

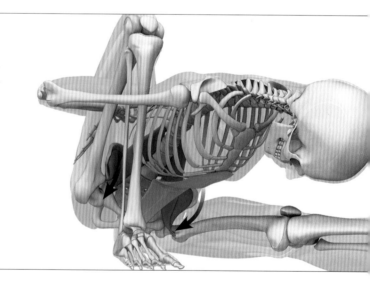

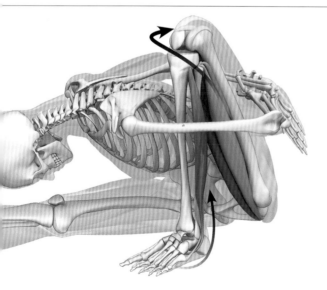

步骤三 收缩腘绳肌以屈曲膝关节。内侧腘绳肌（半膜肌和半腱肌）也可以内旋胫骨。因此，要将足底球状部位压向地板，足部稍微向内翻转，借此启动内侧腘绳肌。当膝关节屈曲、大腿和小腿相互紧靠时，我们应将这两个部位视为一个整体（像根圆木）。由此，弯曲腿的胫骨内旋动作可以外旋髋关节。为了协同外旋髋关节，还要下卷尾骨，以便启动深层外旋肌。如此一来，下半身弯曲腿转动的方向就会跟上半身转动的方向正好相反。

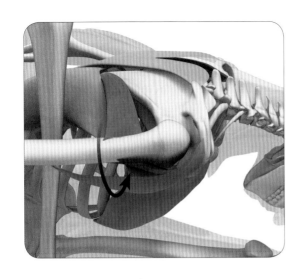

步骤四 内旋两侧肩关节，不过弯曲腿一侧的肩关节内旋幅度要比另一侧大，把上半身转向伸直腿。进入体式前，不妨先去感觉到底是哪些肌肉控制肩膀内旋。一只手先放在下背部腰椎处，接着稍微抬离背部。用另一只手去感觉这一动作如何启动胸大肌下部和三角肌。背阔肌、大圆肌、肩胛下肌也会协同内旋肩关节。

步骤五 收缩肱三头肌，尝试伸直手臂，再启动斜方肌下束，把肩膀拉离颈部，这会将身体前拉。用三角肌后束将双臂抬离背部。

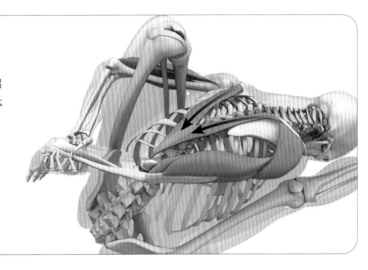

总结 结合以上所有动作，终于形成一个兼具前弯动作和扭转动作的特殊体式。下半身中，双腿臀大肌和伸直腿腘绳肌得到伸展。背部肌肉（包括竖脊肌、脊椎旋转肌和腰方肌）全部伸展。肩关节内旋，能够伸展冈下肌、小圆肌和局部三角肌。

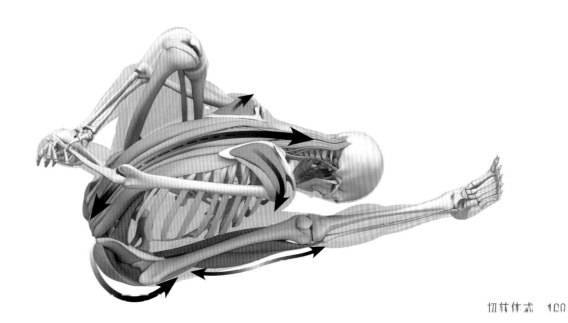

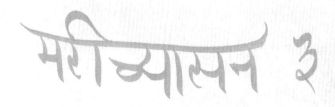

MARICHYASANA III

圣哲玛里琪第三式

在圣哲玛里琪第三式中，我们要把上半身转离伸直腿，转向弯曲腿。而下半身（从骨盆沿双腿而下）也要转离上半身。肩关节和髋关节之间主要靠扭转的躯干和脊柱来衔接。每个身体部位构成一个局部动作，每个局部动作又可以帮助你完成主要动作。我们先看上、下肢连接方式，在圣哲玛里琪第三式中，需要以手臂环绕弯曲腿。手臂绕膝乃是整个体式的杠杆支点，可衍生出各种变式，一切要看如何运用手脚去创造。变式第一种，膝关节固定不动，用手臂抵住膝关节反推，借力转动身体；变式第二种，这次换手臂固定不动，改由大腿外侧抵住手臂反推。观察两者效果有何不同；最后一种是手臂和大腿互推，力量均等。发现了吗？姿势虽然一样，而手脚运用方式不同，三者感觉有何差异？再看肩关节，肩袖肌群（肩关节深层肌）可巧妙加大扭转幅度。至于浅层肌肉（三角肌和背阔肌），因其内含旋转纤维，转动幅度视纤维角度而定。最后来到弯曲腿，整只腿从足部到髋部有多块肌肉，它们可以做程度不一的旋转，只要启动其中一块，便能强化重点扭转。别忘了呼吸，呼吸是练习时不可或缺的配乐。

基本关节位置

· 髋关节屈曲。

· 伸直腿膝关节伸直。

· 弯曲腿膝关节屈曲。

· 躯干旋转。

· 肩关节内旋、伸展。

· 肘关节伸直，前臂旋前。

· 被握手臂的腕关节伸展。

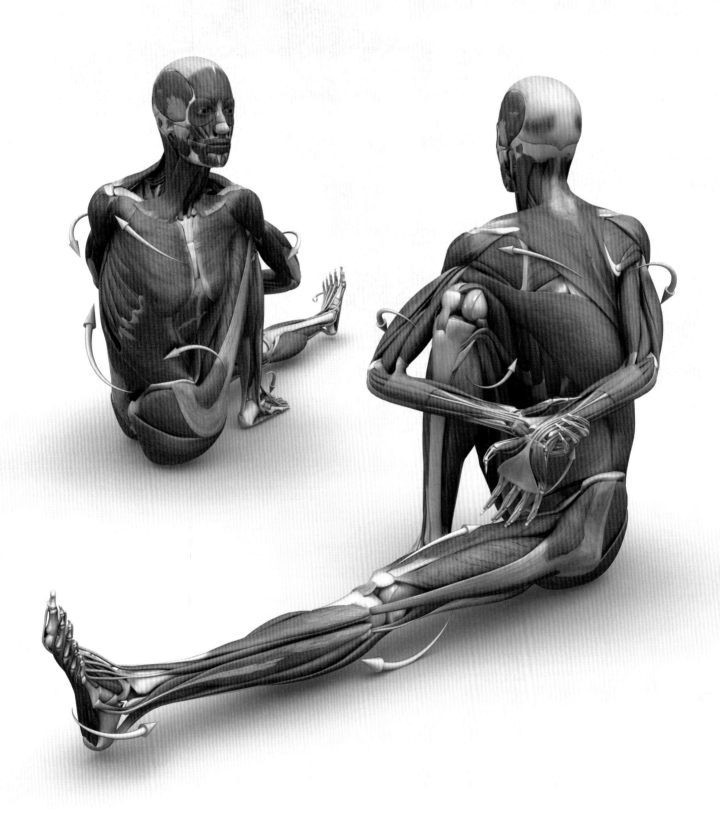

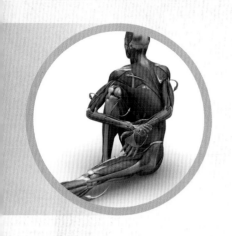

圣哲玛里琪第三式准备动作

一只手环抱膝关节，屈肘，把躯干拉向大腿。膝关节紧贴前胸。然后，大腿外侧往手的方向推。察觉到了吗？外推动作可以帮忙转动身体。另一只手则放在骶骨后方几英寸[①]处，掌心压地，肘关节伸直，挺起胸部。接着，手掌尝试前推，加强扭转动作。

等到身体更柔软，可以用手肘外侧抵住膝关节外侧。此时膝关节和大腿保持固定不动，手肘用力抵住大腿外侧，然后转动身体。或者，换手肘固定不动，改用膝盖施力来抵住手肘反推。最后一种是，使膝关节和肘关节互推，施力均等。观察手肘施力、大腿施力和两者一起施力这三种方式的效果各有什么不同。接着，抵住膝盖的手臂内旋，从前面绕过膝盖到背后去找另一只手。另一只手臂同样内旋，绕过后背去找前面那只手。要是双手无法交握，可用瑜伽绳辅助，由绕膝手臂拉动瑜伽绳，将上半身带进更深的扭转。等到双手可以碰到彼此，先以手指交握，之后可以再尝试用一只手握住另一只手的腕关节，以加深动作，如第132页右方最下图所示。伸展绕背手臂的腕关节，可锁住抓握的动作。

别忘了伸直腿。上半身扭转，容易使伸直腿内旋。为了平衡内旋力量，要收紧臀部肌肉，把大腿后侧压向地面，接着外旋大腿，令膝盖面朝向正上方。

[①] 1英寸 = 2.54 厘米。——编者注

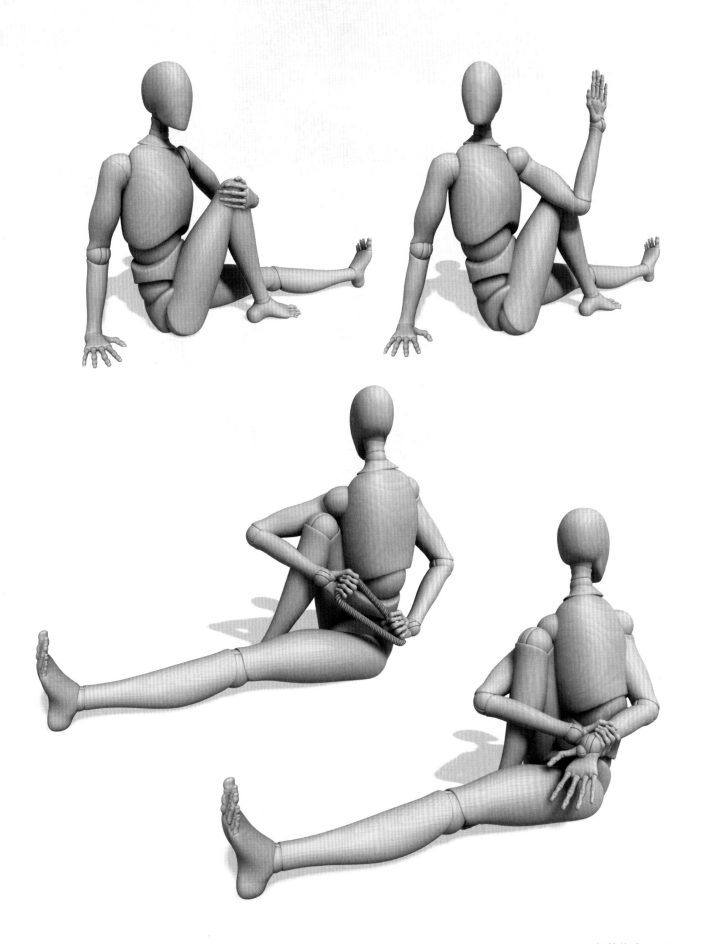

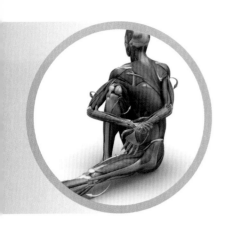

步骤一　启动腰肌及其协同肌，以屈曲髋关节。股骨屈曲、骨盆前倾时，要仔细观察两者的对应关系（即股骨骨盆节律）。收缩腘绳肌，以屈曲膝关节。请注意，膝关节可小幅度转动，进而加深扭转——启动外侧腘绳肌（股二头肌）来转动膝关节，启动的诀窍是将足底球状部位压向瑜伽垫，尝试小幅度外旋足部（见下图）。膝关节屈曲时，大腿和小腿的动作是一体的（像根圆木），这就表示胫骨外旋的动作可以同时内旋髋关节。而髋关节内旋又能进一步把下半身转离上半身，加强扭转动作。

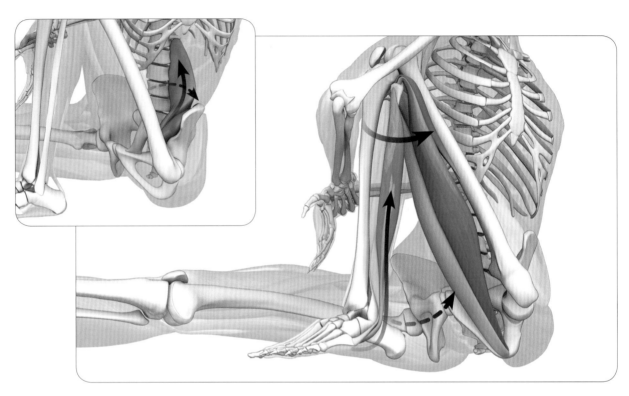

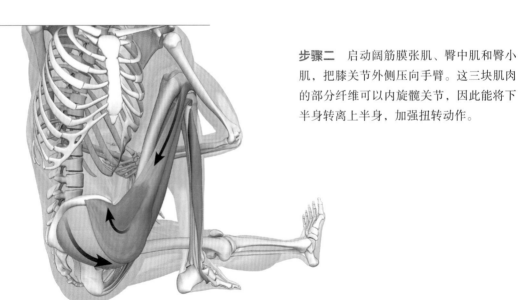

步骤二　启动阔筋膜张肌、臀中肌和臀小肌，把膝关节外侧压向手臂。这三块肌肉的部分纤维可以内旋髋关节，因此能将下半身转离上半身，加强扭转动作。

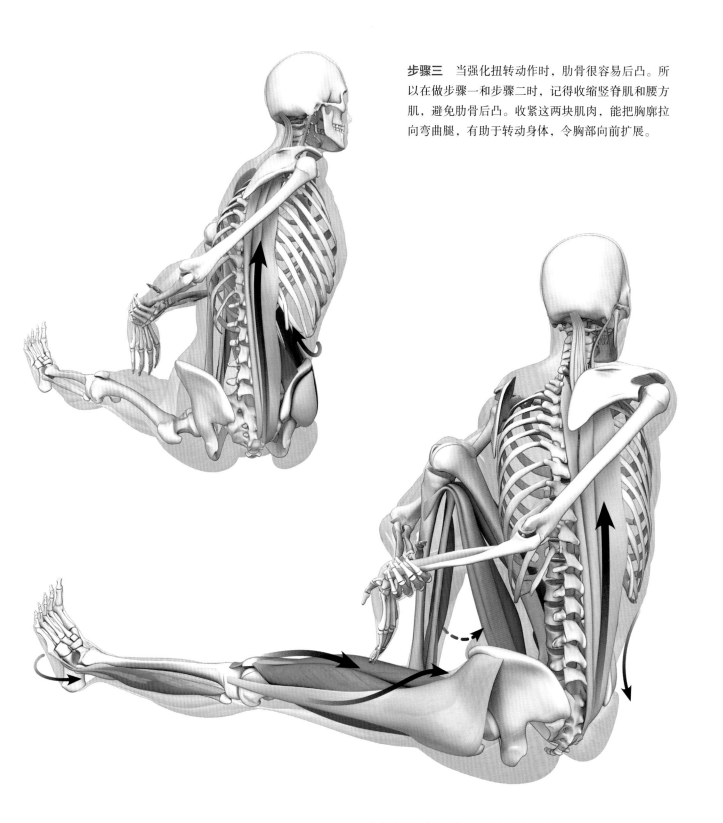

步骤三 当强化扭转动作时，肋骨很容易后凸。所以在做步骤一和步骤二时，记得收缩竖脊肌和腰方肌，避免肋骨后凸。收紧这两块肌肉，能把胸廓拉向弯曲腿，有助于转动身体，令胸部向前扩展。

步骤四 启动伸直腿股四头肌，以使膝盖打直。上半身转动时，多少都会造成大腿内旋，所以要外旋大腿，将伸直腿转离上半身，膝盖面保持朝向正上方（而不是从一面到另一面）。大腿内旋和外旋的力量要平衡，过与不及都会造成膝盖倾倒。所以，应先收紧臀大肌，把大腿后侧压向地板。下卷尾骨，借此启动深层外旋肌，稍微外旋大腿，便能将膝盖转向正上方。再收紧阔筋膜张肌和臀中肌，抵消外旋的力量，稳定大腿。

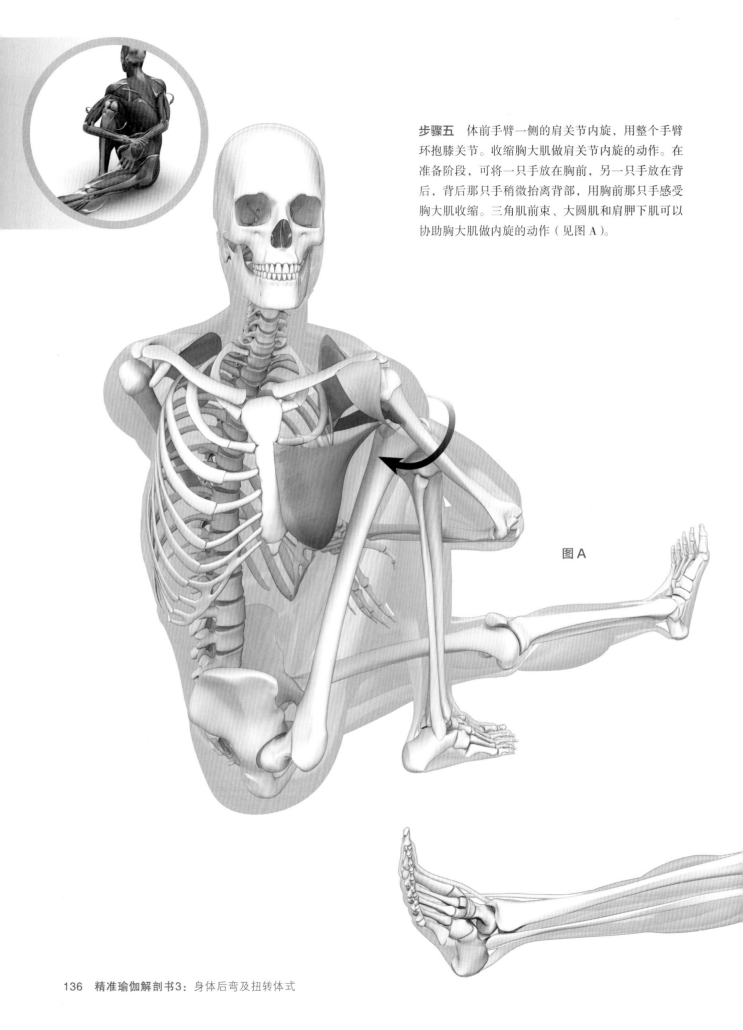

步骤五 体前手臂一侧的肩关节内旋，用整个手臂环抱膝关节。收缩胸大肌做肩关节内旋的动作。在准备阶段，可将一只手放在胸前，另一只手放在背后，背后那只手稍微抬离背部，用胸前那只手感受胸大肌收缩。三角肌前束、大圆肌和肩胛下肌可以协助胸大肌做内旋的动作（见图 A）。

图 A

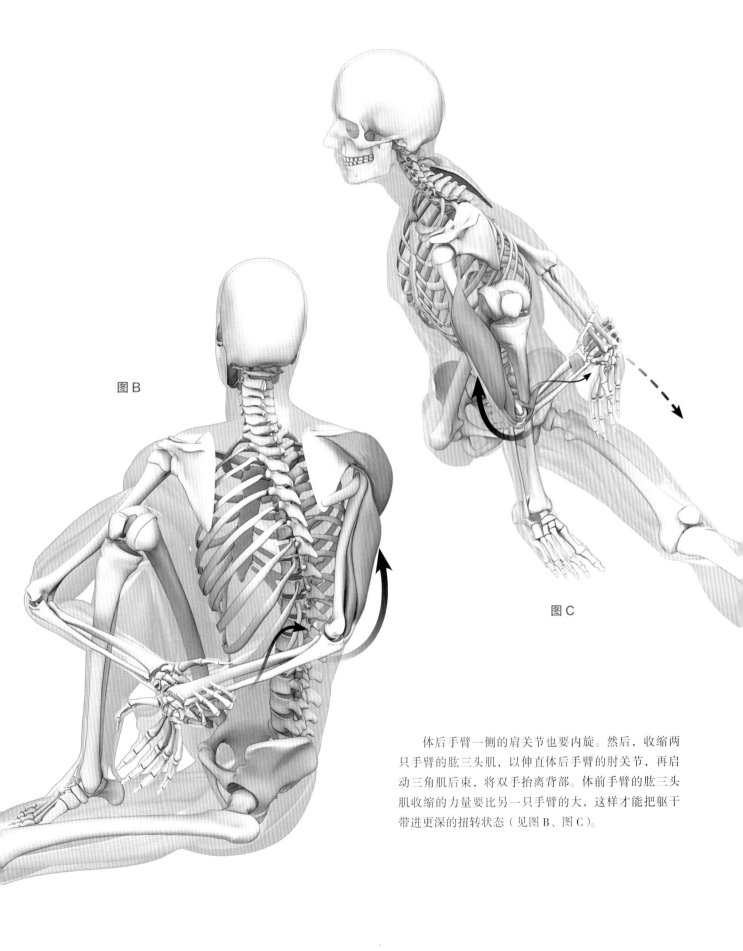

图 B

图 C

体后手臂一侧的肩关节也要内旋。然后，收缩两只手臂的肱三头肌，以伸直体后手臂的肘关节，再启动三角肌后束，将双手抬离背部。体前手臂的肱三头肌收缩的力量要比另一只手臂的大，这样才能把躯干带进更深的扭转状态（见图 B、图 C）。

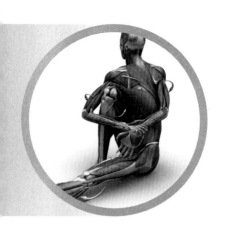

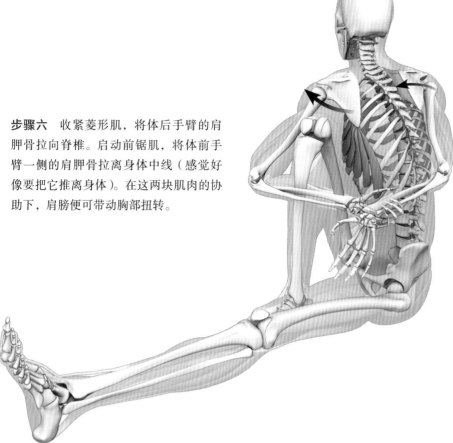

步骤六 收紧菱形肌，将体后手臂的肩胛骨拉向脊椎。启动前锯肌，将体前手臂一侧的肩胛骨拉离身体中线（感觉好像要把它推离身体）。在这两块肌肉的协助下，肩膀便可带动胸部扭转。

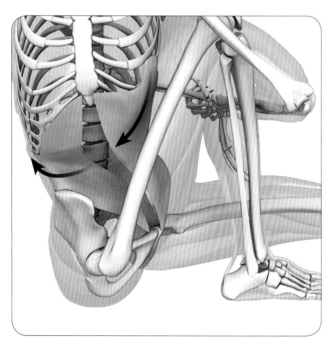

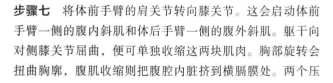

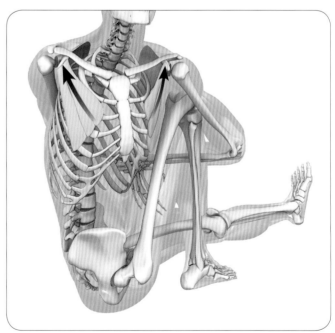

步骤七 将体前手臂的肩关节转向膝关节。这会启动体前手臂一侧的腹内斜肌和体后手臂一侧的腹外斜肌。躯干向对侧膝关节屈曲，便可单独收缩这两块肌肉。胸部旋转会扭曲胸廓，腹肌收缩则把腹腔内脏挤到横膈膜处。两个压迫性动作结合起来，容易导致呼吸短浅。因此，可以用呼吸辅助肌（特别是胸小肌和前锯肌）有力扩展胸廓，抵抗外部压力。

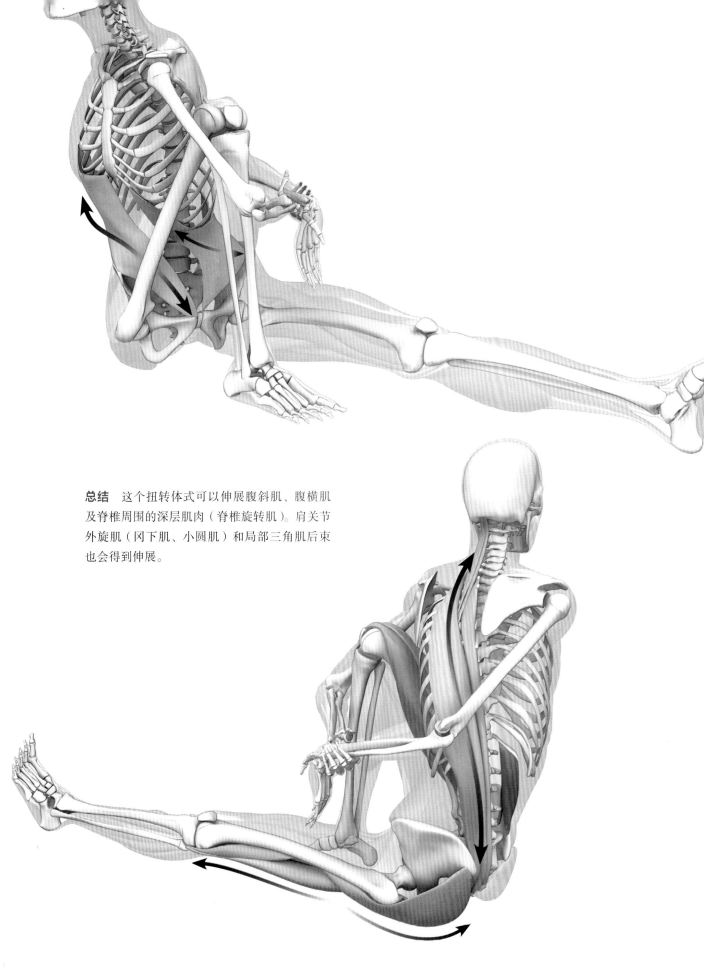

总结　这个扭转体式可以伸展腹斜肌、腹横肌及脊椎周围的深层肌肉（脊椎旋转肌）。肩关节外旋肌（冈下肌、小圆肌）和局部三角肌后束也会得到伸展。

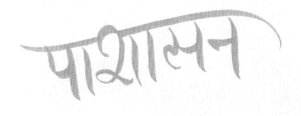

PASASANA

套索扭转式

　　我总是把瑜伽体式比喻为故事，每一个故事都由好几个桥段串联而成。练习时，可以将套索扭转式拆解成几个局部动作，就好像把故事拆成不同桥段进行解析。最后再把局部动作组合起来，形成一个完整的体式。过程中可以仔细观察局部动作对整体的影响。因为瑜伽体式往往牵一发而动全身，部位跟部位之间关系密切，这也是瑜伽和物理疗法的最大不同之处，物理疗法重视局部（如肩痛或膝盖痛），而瑜伽着眼于整体。不过，我们仍可从体式的局部动作学到不少东西，之后再加以整合并将其融入整个体式。以套索扭转式为例，这一体式内含有几个特定动作。

　　先看小腿动作。由于足部和踝关节背屈，小腿后肌（俗称小腿肚）处于伸展的状态。但套索扭转式的伸展又跟下犬式的伸展稍有不同。在下犬式中，小腿后肌靠近膝关节区域的伸展幅度较大。而套索扭转式的伸展则集中在小腿后肌末梢处（小腿后肌最后融入跟腱，附着在脚跟上）。启动小腿前侧的胫骨前肌，用力背屈踝关节。同时，这个动作也会刺激交互抑制作用，令腓肠肌和比目鱼肌（胫骨前肌的拮抗肌）放松。

　　接着来到骨盆和髋关节。假如身体向右转，右侧髋关节屈曲幅度会比左侧大，导致两侧膝盖无法对齐。为解决这个问题，必须同时伸展前腿髋关节（用臀大肌）和屈曲后腿髋关节（用腰肌），膝盖互相推挤（用内收肌群），在整个骨盆处创造收束，以稳定姿势。

　　最后注意肩胛带。肩关节和手臂的肌肉利用杠杆原理，把上半身轻轻转离下半身，伸展躯干和背部的肌肉。

基本关节位置

- 髋关节屈曲、内收。
- 膝关节屈曲。
- 踝关节背屈。
- 躯干屈曲、旋转。

- 肩关节内旋、伸展。
- 肘关节伸直，前臂旋前。
- 被握手臂的腕关节伸展。

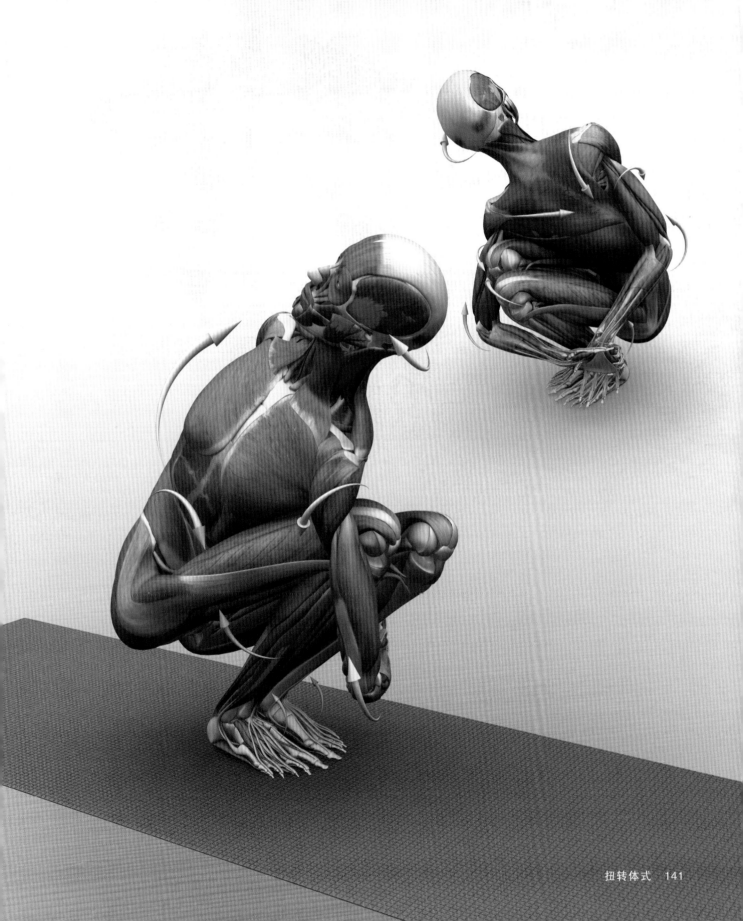

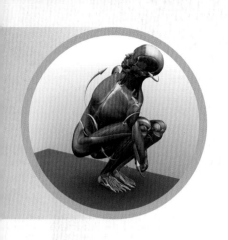

套索扭转式准备动作

可以将下犬式作为热身动作，用来伸展小腿后肌。虽然下犬式的伸展焦点与套索扭转式稍有不同，但下犬式能有效拉长小腿后侧的腓肠肌和比目鱼肌。若感觉小腿后肌紧绷，那么可以在脚跟下放块瑜伽砖，帮助保持平衡。然后用力收紧小腿前侧肌肉，把脚跟带往地面方向（通过踝关节背屈的动作）。

关于手臂内旋的动作，可以练习反转祈祷式或牛面式来作准备；而想要锻炼躯干旋转，可以练习圣哲玛里琪第三式。如果双手无法在背后交握，就用瑜伽绳（或按下图中尝试利用椅子扭转）。足跟和足底慢慢降到瑜伽垫上，然后收缩腹肌，小心解开动作。当身体扭转时，你会发现膝盖出现一高一低的情况。这时就要按照步骤三和步骤四的说明来平衡膝盖高度，同时创造收束。

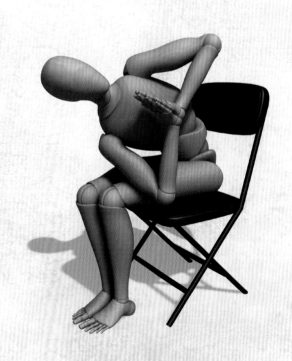

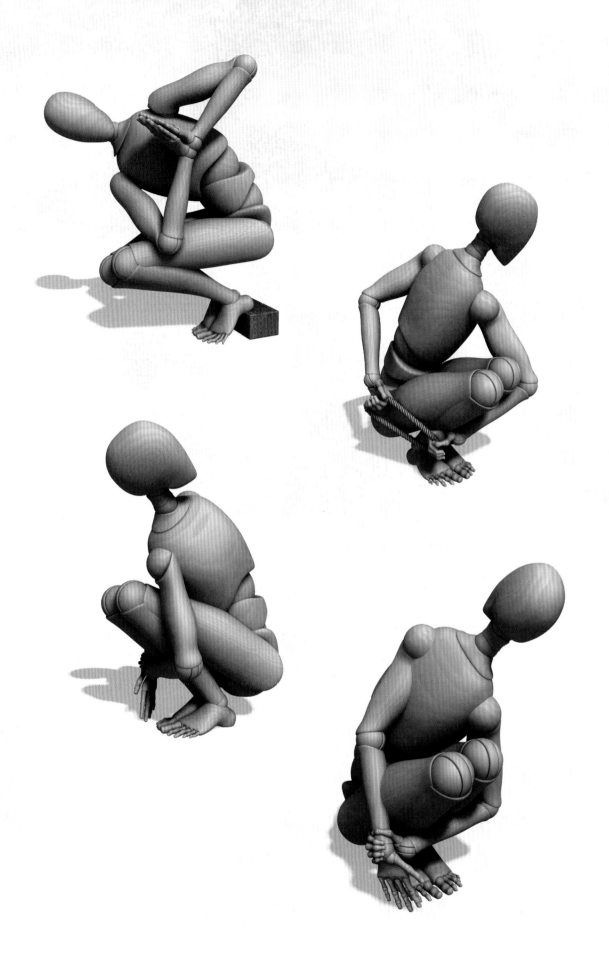

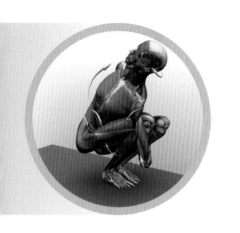

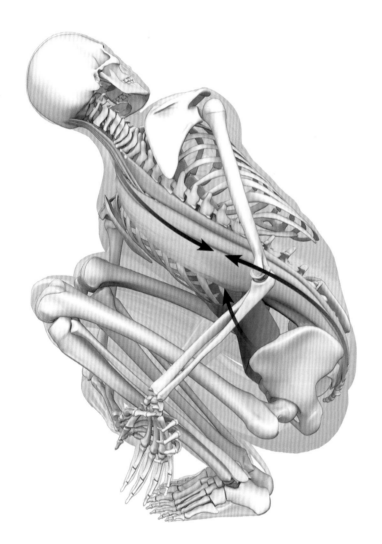

步骤一 在套索扭转式中，我们通常只靠身体重量和地心引力以使膝关节被动屈曲。为了把它转化成一个主动性较强的动作，需要收缩腘绳肌以屈曲膝关节。这会产生股四头肌的交互抑制作用，使其放松并进入伸展。

背屈踝关节，把足跟降至地板。将足背朝胫骨前侧方向牵拉，借此启动小腿前侧的胫骨前肌，同时也会通知腓肠肌和比目鱼肌放松（交互抑制作用）。

步骤二 启动下侧腹部斜肌以侧屈和旋转躯干。而收缩竖脊肌和腰方肌，也能帮助加深侧屈。启动竖脊肌和腰方肌的诀窍是，轻轻拱起背部。

步骤三　由于骨盆转动，双腿膝关节无法对齐，所以我们要朝双膝并拢、对齐的目标慢慢前进。与身体转动方向同侧的髋关节，其屈曲幅度会大于另一侧。为了使两侧高低平衡，要收缩该侧臀大肌（臀部夹紧）以加强髋部伸展动作。反观另一侧髋关节，因伸展幅度较大，所以要启动腰肌，来强化髋部屈曲动作，才可以令两侧膝关节对齐。腰肌是最有力的髋部屈肌，收紧腰肌的诀窍是，大腿上抬并紧贴躯干。共同收缩臀大肌和腰肌，会在整个骨盆创造"拧转"效果，拉紧骶髂韧带（韧带牵引机制）。如此一来，便可形成收束，稳定姿势。

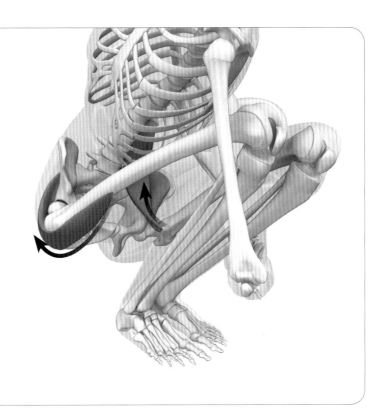

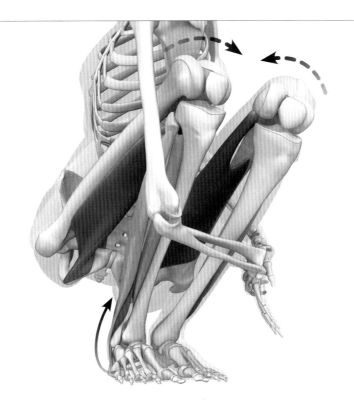

步骤四　等膝盖对齐之后，收缩大腿内侧的内收肌，双腿膝盖夹紧，使之就位。启动小腿外侧的腓骨长、短肌，把足底球状部位压向地板。然后收缩胫骨后肌，来稍微内翻踝关节并提高足弓，借此平衡腓骨长、短肌的动作。这两个动作可把身体重量均匀分散至足底。

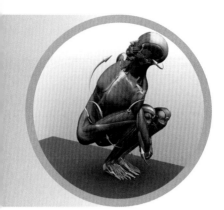

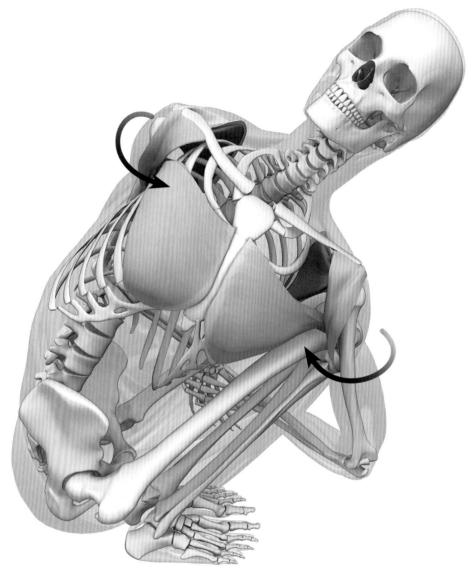

步骤五 启动胸大肌、前锯肌和肩胛下肌，以内旋肩关节。
启动这些肌肉的诀窍是，想象把双手抬离下背部。

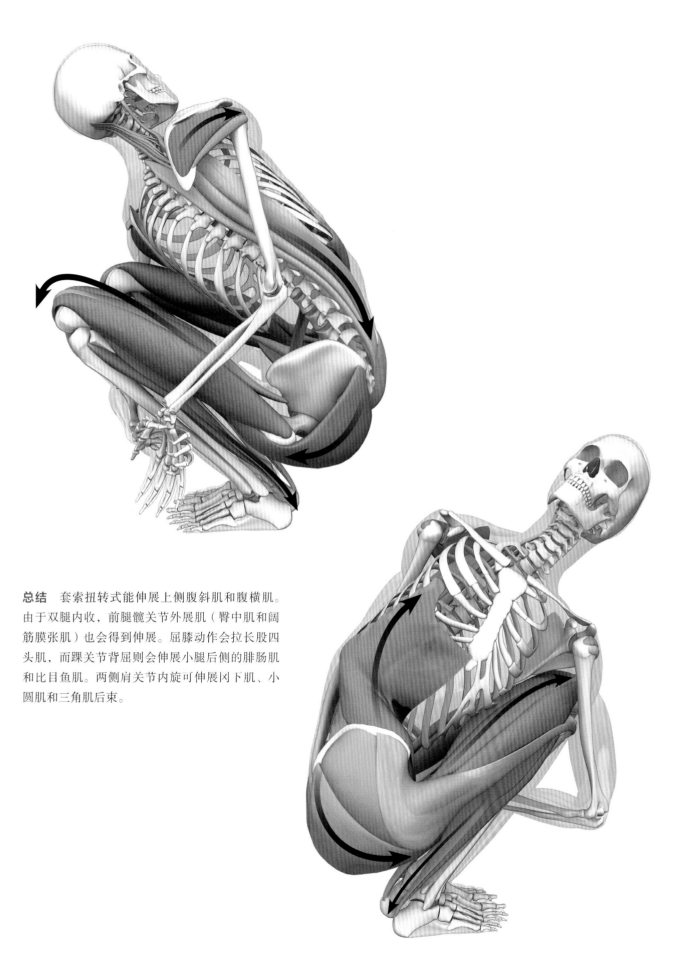

总结 套索扭转式能伸展上侧腹斜肌和腹横肌。由于双腿内收，前腿髋关节外展肌（臀中肌和阔筋膜张肌）也会得到伸展。屈膝动作会拉长股四头肌，而踝关节背屈则会伸展小腿后侧的腓肠肌和比目鱼肌。两侧肩关节内旋可伸展冈下肌、小圆肌和三角肌后束。

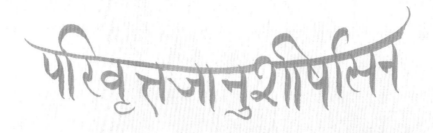

PARIVRTTA JANU SIRSASANA

头碰膝扭转前屈伸展坐式

能在精确位置上移动几厘米，就足以让你体验到瑜伽的深邃与奥妙。这般境界并非遥不可及，只要回归体式，观察各个部位的交互作用即可实现。例如在头碰膝扭转前屈伸展坐式中，观察手臂后侧及肘关节怎么和伸直腿内侧连接。三者之间的关系又对躯干扭转造成什么影响？需要注意的是，用手臂后侧去推膝关节内侧，这就形成了一个杠杆支点，能把胸部带动上转。而屈肘动作会把躯干压向伸直腿。接着再到弯曲腿：大腿若外旋且向后外展，便会增加上侧躯干的伸展幅度。

以三角形原理锁定体式焦点，再启动肌肉群以聚焦于目标区域。在头碰膝扭转前屈伸展坐式中，肩部屈肌收缩，肘关节屈曲，转动后腿（弯曲腿）并将骨盆向下扎根，把这四个动作结合起来，伸展焦点便落在上侧腹斜肌。等你锁定了要伸展的肌肉，用脊椎反射弧放松它们。在这一体式中，肩部肌肉虽能得到强化伸展，但它并非腹肌的直接拮抗肌，所以不会出现交互抑制作用。如果想要创造交互抑制作用，则要启动下侧腹肌，以放松上侧腹肌（下侧腹肌的直接拮抗肌）。然后，再重新收紧手臂和腿部肌肉，以加深姿势。这是个充分显现身体各个部位交互作用的体式。

每个体式都有好几个次要动作。以三角形原理结合各个次要动作，突显某个部位或某块肌群，再利用生理反射弧拉长肌肉，从而扩大关节活动范围。

基本关节位置

- 弯曲腿髋关节屈曲、外展、外旋。
- 弯曲腿膝关节屈曲。
- 伸直腿髋关节屈曲、外旋。
- 伸直腿膝关节打直。
- 躯干屈曲、旋转。

- 肩关节外展、屈曲。
- 肘关节屈曲。
- 前臂旋后。
- 腕关节屈曲。

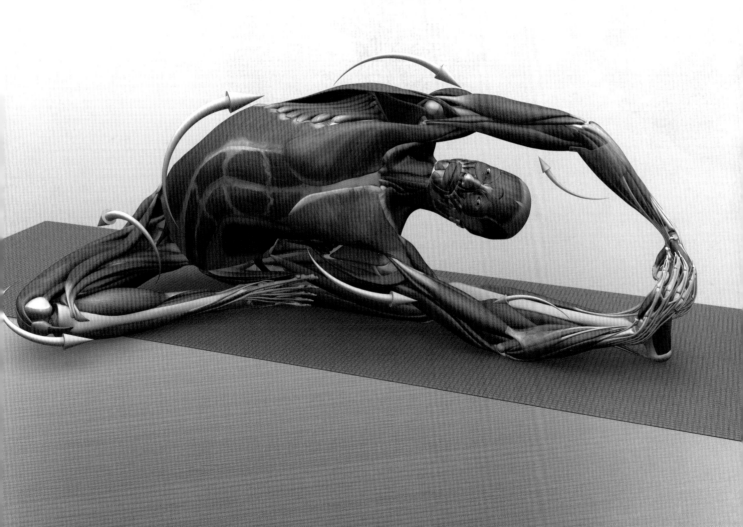

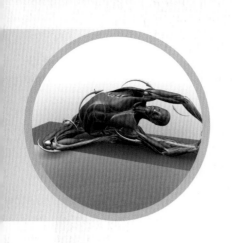

头碰膝扭转前屈伸展坐式准备动作

先用瑜伽绳套住伸直腿足部，躯干侧屈到该侧大腿正上方。双臂高举过头，屈肘。然后慢慢伸直膝关节，把躯干拉得更深。等你身体足够柔软，拿掉瑜伽绳，使双手前伸，握住伸直腿足部。一开始可能要先屈膝。而等手可以抓牢之后，收缩股四头肌以伸直膝关节。用弯曲腿和髋关节的力量令骨盆向下扎根，这股向后的力量恰好与躯干前屈的力量相对。

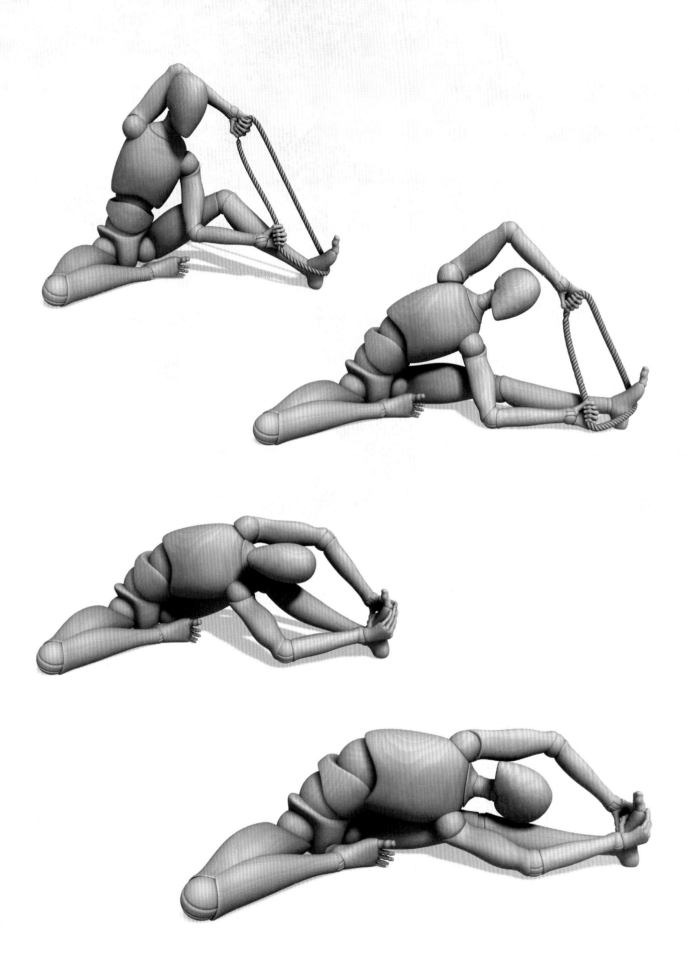

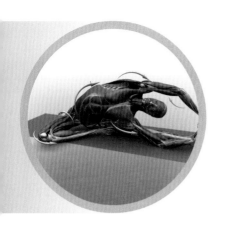

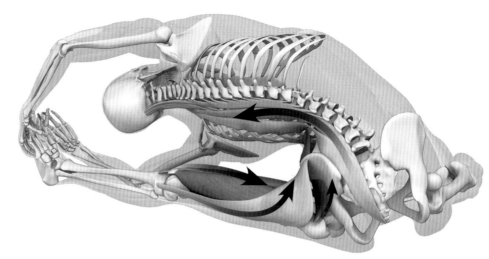

步骤一 收紧伸直腿的股四头肌以使膝关节打直，同时用大腿外侧的阔筋膜张肌来协助股四头肌伸直膝关节。阔筋膜张肌也会屈曲和内旋大腿。臀小肌位于阔筋膜张肌的深层，它能够协助阔筋膜张肌做出屈曲和内旋大腿的动作。臀小肌的动作不易察觉，需要以观想的方式协助收缩。股四头肌收缩，可创造腘绳肌的交互抑制作用；阔筋膜张肌和臀小肌的屈曲纤维则与腰肌协作，刺激臀大肌而产生交互抑制作用。

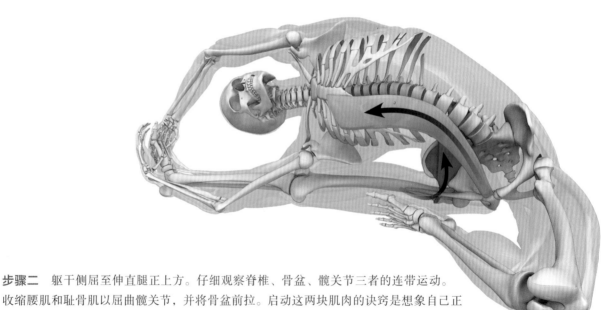

步骤二 躯干侧屈至伸直腿正上方。仔细观察脊椎、骨盆、髋关节三者的连带运动。收缩腰肌和耻骨肌以屈曲髋关节，并将骨盆前拉。启动这两块肌肉的诀窍是想象自己正把整只腿抬离地面。启动下侧腹肌，把躯干压向伸直腿，观察此举如何影响骨盆后侧的坐骨粗隆，使其构成三角形的端点，并将动作焦点集中在腘绳肌的伸展上。腘绳肌的止端在另一个三角形端点上。收缩股四头肌（参考步骤一）以伸展膝关节，将腘绳肌的止端拉离起端。共同启动躯干下侧肌肉和股四头肌，使伸展焦点落在伸直腿后侧的腘绳肌。

▶**步骤三** 缝匠肌可以屈曲、外展、外旋弯曲腿一侧的髋关节。而腘绳肌可以屈曲膝关节。收紧缝匠肌和腘绳肌做出以上动作，并留意这些动作如何影响上侧躯干的伸展。注意力如果一直放在握住足和伸直腿上，就很容易忽略弯曲腿的重要性。后腿的位置乃是这一体式不可或缺的一环，因为它形成了一股向后的力量，能够加深躯干的伸展。

步骤四 髋关节的外展肌和外旋肌（位置比臀大肌还深）是缝匠肌和腘绳肌的协同肌。收缩臀大肌以外旋股骨，并启动深层的外旋肌将尾骨内卷。阔筋膜张肌和臀中肌可以外展大腿。虽然股骨在这两块肌肉的作用下呈外旋位，但肌肉本身含有内旋纤维，因此能够保护膝关节。启动腘绳肌以夹紧大腿和小腿，使之合为一体（像根圆木），接着转动股骨。把大腿向后、向下拉，朝斜角方向带，保持膝盖处在屈戍关节可允许的动作范围之内。观察这些动作如何强化髋关节和骨盆的稳定度，以巩固体式。

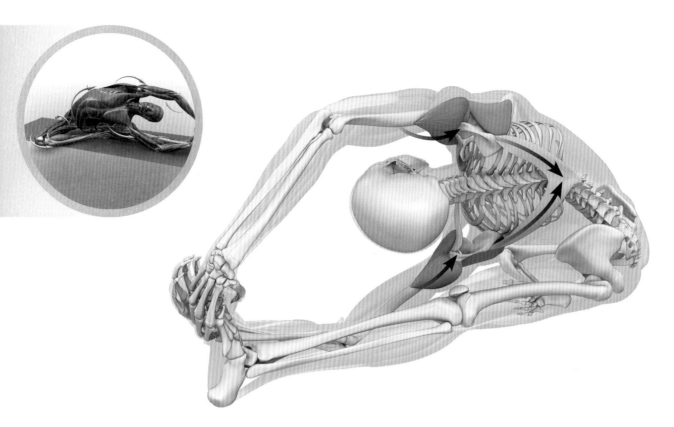

▲ **步骤五** 收缩三角肌，令下方手臂后侧紧贴小腿内侧，这个动作会衔接上半身和下半身。由于手臂固定在大腿上，所以要启动三角肌来转动躯干，而非移动手臂。启动冈下肌和小圆肌，以外旋上臂。外旋肩关节可产生螺旋效果，这股力量将沿手臂而下进入握足的双手。收缩斜方肌下束，把肩膀拉离颈部。结合肩外旋和下拉的两个动作，可以把胸部转向前方。启动竖脊肌和腰方肌（特别是下侧），做拱背的动作。

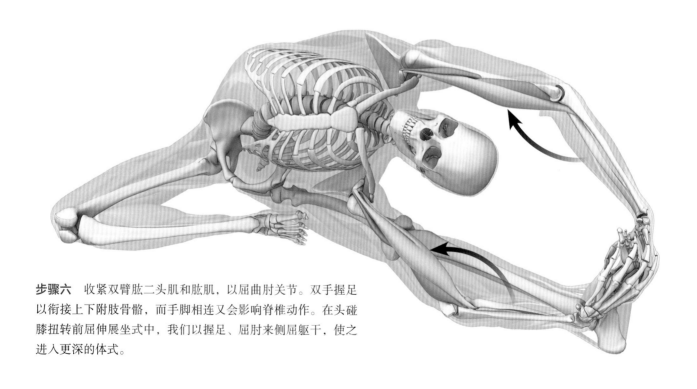

步骤六 收紧双臂肱二头肌和肱肌，以屈曲肘关节。双手握足以衔接上下附肢骨骼，而手脚相连又会影响脊椎动作。在头碰膝扭转前屈伸展坐式中，我们以握足、屈肘来侧屈躯干，使之进入更深的体式。

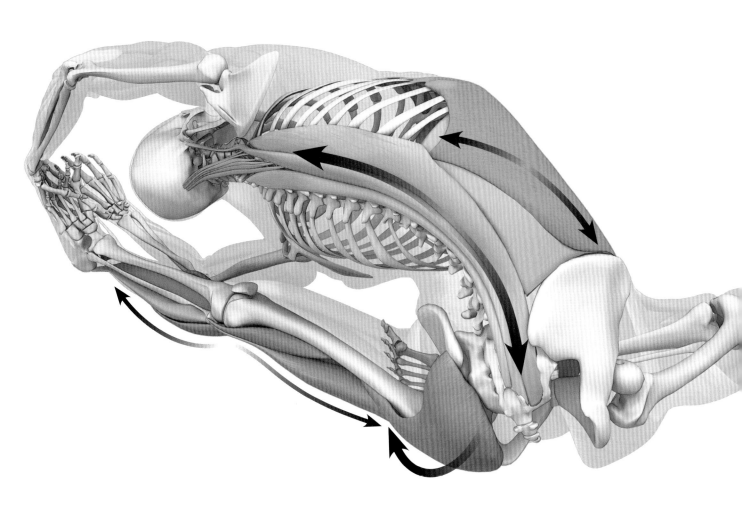

总结　结合以上所有动作，可以深度伸展伸直腿后侧的肌肉（腓肠肌和比目鱼复合肌、腘绳肌、臀大肌）。上侧竖脊肌、腰方肌和各脊椎旋转肌都被拉长了。此外，上侧腹斜肌和腹横肌也处于伸展的状态。收紧下侧竖脊肌和腹肌以加深躯干屈曲的程度，强化伸展动作。

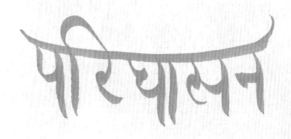

PARIGHASANA I

门闩第一式

在门闩第一式中，伸直腿和躯干的姿势很像头碰膝扭转前屈伸展坐式，不过二者之间的弯曲腿动作有所区别，门闩第一式要内旋髋关节和大腿（头碰膝扭转前屈伸展坐式则要外旋弯曲腿）。弯曲腿的位置会产生涟漪效应，扭转力量上传到躯干，扩散至伸直腿。而髋关节伸展、外展，弯曲腿膝盖指向后方，产生一股后拉的力量，导致躯干容易后倒，并内旋伸直腿。

为避免上述情况，我们要以伸直腿的外旋肌来抗衡内旋的倾向，将膝盖带回中立位。双手握脚，通过脊椎衔接肩关节和骨盆。胸部和躯干侧屈，形成一股前拉的力量，结合弯曲腿的动作（后拉），可以大幅伸展身体侧面和背部。收缩下侧躯干，伸展上侧躯干。然后，离心收缩上侧躯干肌肉（腹斜肌和腰方肌），以平衡、稳定侧屈的动作。这会启动脊椎反射弧，刺激高尔基腱器。几个呼吸后，上侧躯干的肌肉开始放松。利用肌肉放松的空档，加强躯干侧屈及胸部扭转动作。

基本关节位置

- 弯曲腿髋关节屈曲、外展、内旋。
- 弯曲腿膝关节屈曲。
- 伸直腿髋关节屈曲、外旋。
- 伸直腿膝关节打直。
- 躯干屈曲、旋转。

- 肩关节外展、屈曲。
- 肘关节屈曲。
- 前臂旋后。
- 腕关节屈曲。

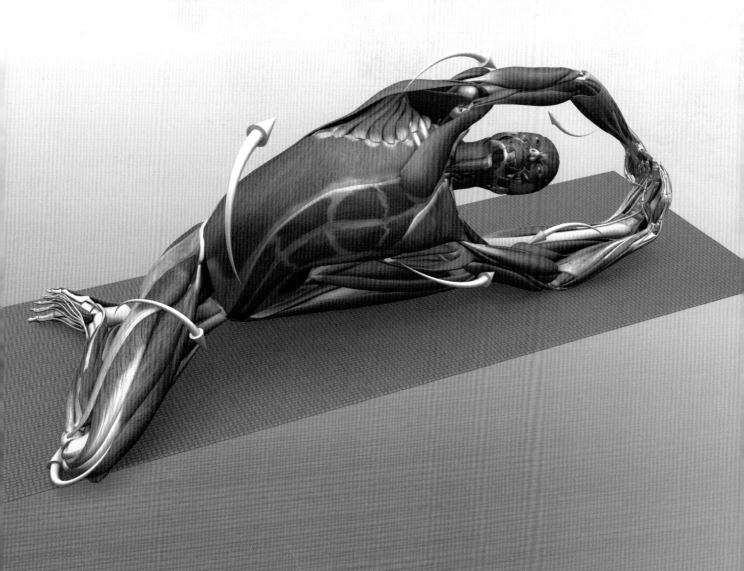

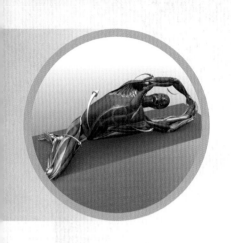

门闩第一式准备动作

先摆出门闩第一式的大致姿势，让身体适应一下，再进入深层伸展状态。肌肉被拉长的时候，脊椎会启动保护机制，命令肌肉收缩。所以伸展肌肉时，一开始力量要放缓（不要一下进入太深），在此停留几个呼吸，确保肌腹内的感受器安全无虞，感受器才会降低警惕，允许肌肉放松。先启动调控动作的主动肌，比如收缩伸直腿的股四头肌和下侧躯干的腹斜肌，使那些被拉长的肌肉产生交互抑制作用，强化放松反应。

用瑜伽绳套住伸直腿足部，双臂高举过头。肘关节屈曲，仔细感觉屈肘对躯干的影响。这次换个动作，把足部平推出去，再次感觉膝关节伸直对躯干的影响。然后将这两个动作结合起来。收紧另一条腿的腘绳肌，以屈曲膝关节；收缩阔筋膜张肌和臀中肌以内旋髋关节。膝盖要是觉得痛，就退出动作。膝盖会痛，是因为扭力过大，膝关节过度旋转，没有维持在屈戍关节可允许的动作范围内。为了避免膝关节承受过多压力，可坐在瑜伽砖或瑜伽毯上。等身体足够柔转，双手再前伸，握住足部。收紧股四头肌以伸直膝关节，把躯干拉向大腿。

退出体式跟进入体式同等重要。不要猛然从体式中退出，应妥善安排离开的顺序，依次解开动作。比如，我们要收缩竖脊肌以使身体坐直，可是此举会间接拉动腘绳肌，故离开前，应稍微屈曲伸直腿膝关节以保护腘绳肌。

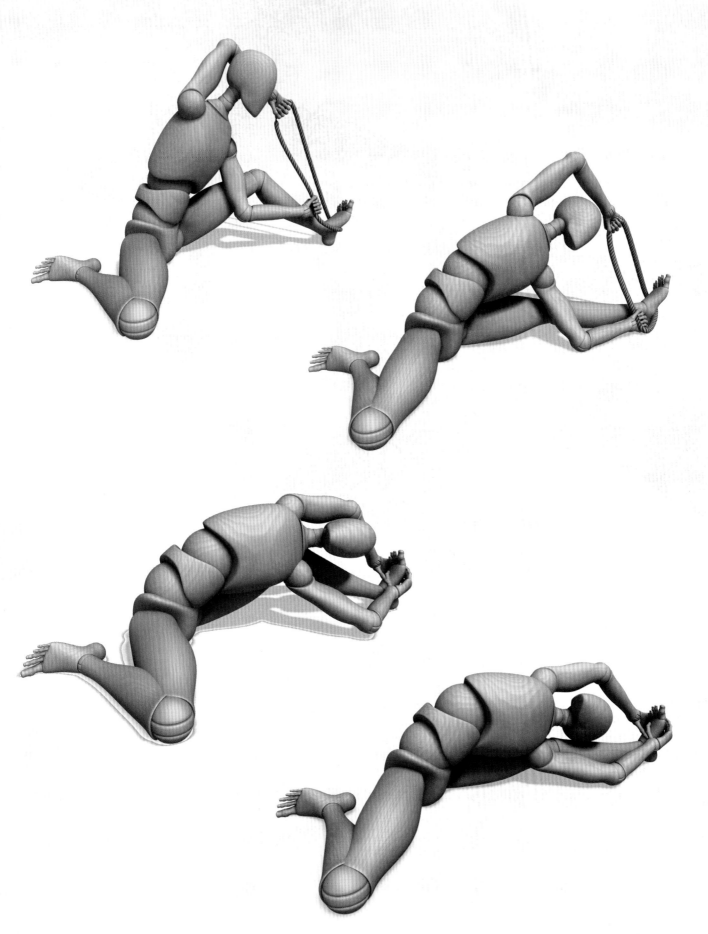

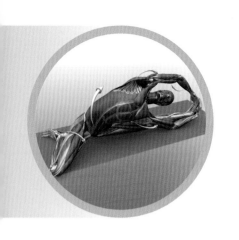

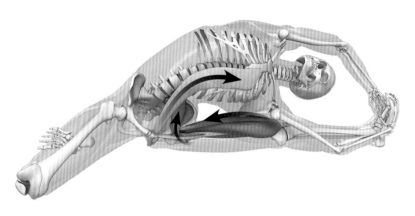

步骤一 收紧下侧腹肌以侧屈躯干，将其拉到伸直腿正上方。同时，应结合启动该侧髋部屈肌（腰肌和耻骨肌）。启动髋部屈肌的诀窍是，想象你将整只腿抬离地板，并使躯干紧贴大腿。牢牢收紧股四头肌以伸直膝关节，这时你会感觉骨盆前倾，这是因为股直肌收缩时会拉动髂骨前侧。股四头肌完全启动后，是否感觉伸展有点不同了？因为股四头肌一启动，产生交互抑制作用，便会致使拮抗肌（腘绳肌）放松，进入伸展。

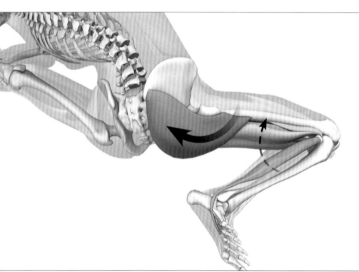

步骤二 启动后腿的臀大肌以伸展髋关节。收缩腘绳肌以屈曲膝关节，启动腓骨长、短肌以外翻足部（使其向上倾斜）。请注意，启动臀大肌也会外旋髋关节，步骤三会教你如何化解外旋的倾向。

步骤三 启动臀中肌和阔筋膜张肌，以外展股骨并内旋大腿。这个动作有利于提高膝盖面的稳定度，使弯曲腿大、小腿合为一体移动。当你在做这个动作时，膝关节内侧容易打开。内旋股骨，有助于纠正打开的问题。

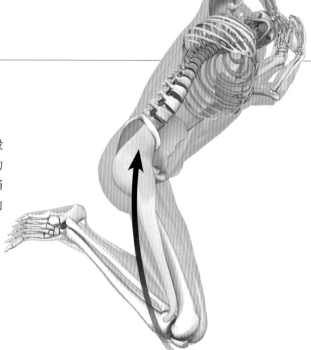

步骤四 收缩下方前臂的旋后肌，使掌心上转；启动上方前臂的旋前圆肌和旋前方肌，将食指下掌丘转向足部。这两个动作可锁住抓握的姿势。接着，通过收缩肱二头肌和肱肌以屈曲肘关节。继续往上，来到肩关节，启动三角肌后束，令下方手臂的肘关节紧贴伸直腿的膝关节。同时，屈曲上方手臂，将肘关节带到头部正上方，这会带动身体向上转。启动肩袖肌群中的冈下肌和小圆肌，以外旋两只手臂。这些动作产生的综合效应，可以把躯干带入更深的体式，将胸部转向天花板方向。手臂和肩关节肌肉动作的结合创造出"螺旋效果"，稳定扭转的动作。该步骤中任何一个动作跟步骤一的动作结合起来，便能充分体会什么叫肌肉共同启动，也替上下肢创造协同增效的机会。

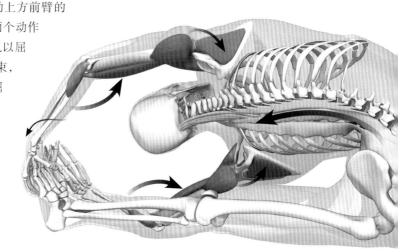

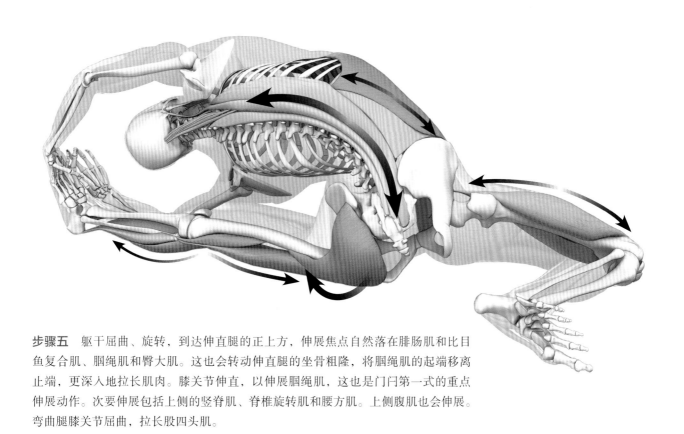

步骤五 躯干屈曲、旋转，到达伸直腿的正上方，伸展焦点自然落在腓肠肌和比目鱼复合肌、腘绳肌和臀大肌。这也会转动伸直腿的坐骨粗隆，将腘绳肌的起端移离止端，更深入地拉长肌肉。膝关节伸直，以伸展腘绳肌，这也是门闩第一式的重点伸展动作。次要伸展包括上侧的竖脊肌、脊椎旋转肌和腰方肌。上侧腹肌也会伸展。弯曲腿膝关节屈曲，拉长股四头肌。

ARDHA MATSYENDRASANA

半鱼王式

    在半鱼王式中，下方腿要屈曲膝关节并外旋髋关节，借此模仿鱼尾巴的模样。上方腿则要屈曲膝关节和髋关节，整只腿跨过下方腿的大腿。半鱼王式的重点是将"鱼尾"转离上半身，此一核心动作要靠上、下肢接触点来创造。举例来说，将某个部位固定在其他部位上，比如用上方腿踝关节的外侧抵住下方腿的大腿，这就形成了一个支点。而抵住的动作，也是内旋上方腿髋关节的诀窍。上方腿膝关节内收或跨过中线，这就表示髋关节外展肌（把腿拉离身体中线的肌肉）处于伸展的状态。外展肌还有个次要动作，即内旋股骨。所以把踝关节抵住下方腿大腿，可以离心收缩正在伸展的髋关节外展肌，做出内旋髋关节的动作，这便是半鱼王式所要达到的效果。

    收紧正在伸展的肌肉会刺激高尔基腱器，使脊椎命令该肌肉放松。在半鱼王式中，我们要放松、拉长上方腿髋关节侧面的外展肌，这样才能为膝关节拉向身体中线创造空间，加深躯干扭转。此外，大腿内旋也会伸展髋关节深层的外旋肌。半鱼王式帮助单独启动了平常难以控制的肌肉。大腿内旋只是半鱼王式的一个动作，观察其他接触点，如手臂后侧紧贴膝关节外侧、手置于足底等，皆可用于加深体式。

    骨盆核心肌肉在该体式中会帮助有效稳定姿势。上方腿髋关节屈曲的幅度大于下方腿。以强而有力的髋部屈肌（包含腰肌）来强化髋部屈曲动作。收缩下方腿的髋部伸肌和外展肌，将大腿压向地板。髋部屈肌群沿着骨盆内侧生长，包覆骨盆前侧，止端附着在股骨上；而髋部伸肌群沿着骨盆外侧生长，止端在股骨外侧。一侧启动髋部屈肌，另一侧启动髋部伸肌群，两个动作结合起来，可在骶髂关节创造"拧转"效果，拉紧强韧的骨盆韧带并产生韧带牵引机制。如此一来，便可稳定整个体式的基座。半鱼王式如同所有扭转体式，连接上下肢即可加深脊柱的扭转。

基本关节位置

- 下方腿髋关节屈曲、外展、外旋。
- 上方腿屈曲、内收、内旋。
- 膝关节屈曲。
- 躯干屈曲、旋转。
- 背后手臂的肩关节伸展、内旋。
- 背后手臂的肘关节屈曲，前臂旋后。
- 握足手臂的肩关节外展、外旋。
- 握足手臂的肘关节屈曲，前臂旋前。
- 被握脚的踝关节跖屈。

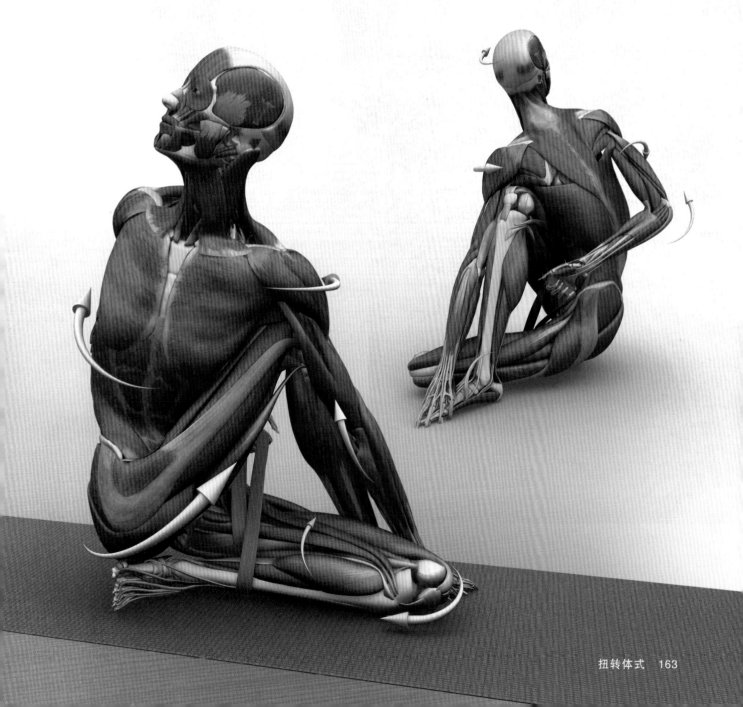

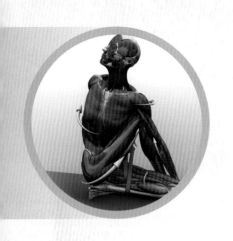

半鱼王式准备动作

　　屈曲上方腿的髋关节和膝关节，把该腿足部放在下方腿外侧。以下方腿同侧手臂环抱膝关节前侧，用手握住膝关节。另一只手则放在骨盆正后方地面上。抱膝手臂的肘关节屈曲，地面手臂的肘关节伸直。同时启动双臂肌肉，借此转动上半身。

　　等到身体足够柔软，将手臂外侧抵在屈曲的膝关节外侧。然后如第164页右上图所示，将瑜伽绳套在下方屈曲的小腿上，再以背后那只手抓住瑜伽绳。肘关节推向膝关节外侧，同时另一手收紧瑜伽绳，观察这两个动作如何一起转动躯干。

　　在传统体式中，手臂要绕过膝关节侧面前伸。足部背屈（足跟点地，脚掌抬离地板），以手握足。然后，启动小腿后侧肌肉以跖屈足部，把足部压向地板，连带拉动手臂，将身体带入更深的扭转状态。

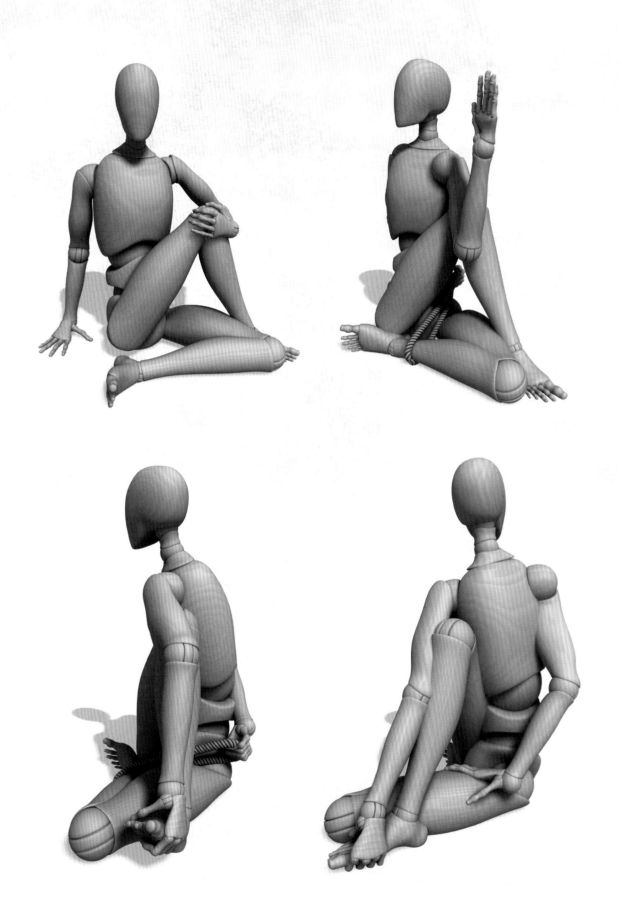

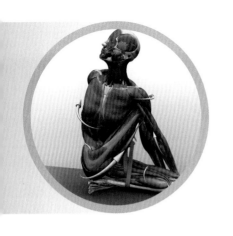

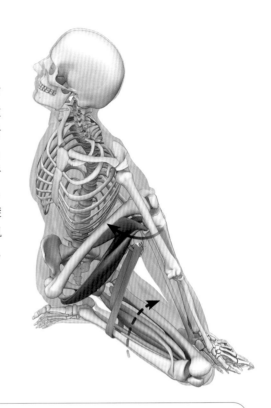

步骤一 双腿膝关节屈曲。下方腿的膝关节屈曲幅度要大于上方腿，所以必须更用力收缩下方腿的腘绳肌。请注意，上方腿的胫骨此刻处于外旋状态。若想强化外旋的动作，足底球状部位压向地板，把足部稍微朝垫子外缘转动。这会启动大腿外侧的股二头肌，并转动胫骨。做这个动作要格外小心。外旋胫骨的力量会转而内旋髋关节。启动臀中肌和阔筋膜张肌，将膝关节外侧压向肘关节，已经加强内旋动作。

步骤二 在半鱼王式中，一条腿膝关节的屈曲幅度会比另一条腿大。同样，两侧髋关节虽同样屈曲，但一侧屈曲幅度比另一侧大。这让我们有机会在整个骨盆创造收束。收缩上方腿一侧的腰肌和耻骨肌以屈曲髋关节，将股骨压向躯干，从而使躯干紧贴大腿。长、短收肌也可以协助屈曲髋关节，并把股骨斜拉跨过身体中线。收紧下方腿一侧的腰肌，以外旋股骨，令骨盆前倾。

步骤三 收紧下方腿的阔筋膜张肌和臀中肌，将大腿外侧压向瑜伽垫。启动臀大肌和深层外旋肌，令尾骨向下、向内卷，使大腿外转。

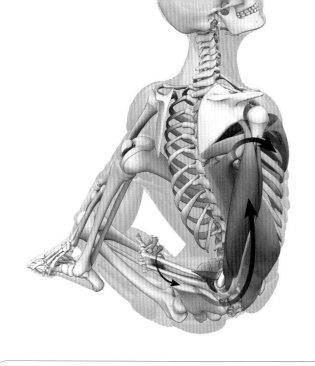

步骤四 上方腿同侧肩关节向前绕转，以内旋后方手臂。接着，将手抬离背部，借此启动胸大肌下部、背阔肌、小圆肌、三角肌前束、肩胛下肌。启动肱三头肌，尝试伸直肘关节。注意到了吗？肘关节一伸展，身体便能转得更深。收紧旋前圆肌和旋前方肌，令前臂旋前，便可加深扭转动作。

步骤五 启动下方腿同侧的旋前圆肌和旋前方肌，转动掌心向下，将手固定在足部。然后收缩肱二头肌和肱肌，尝试屈曲肘关节。这会把肩膀和躯干带进更深的扭转。做半鱼王式时，肘关节容易过度伸展，屈肘的动作则有助于保护肘关节。

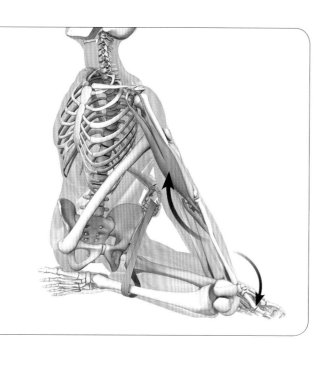

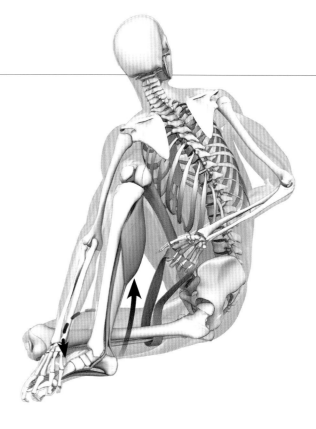

步骤六 收缩腓肠肌和比目鱼复合肌、趾屈肌、姆长／短屈肌、足部内附屈肌，以跖屈足部（将足部压向地板）。手臂由此会被前拉，顺势将身体带进更深的扭转状态。

恢复性体式

仰卧扭转 SUPINE TWIST

　　练完后弯体式，等身体稳定下来，可以采取被动扭转的方式来放松、复原背部肌肉。下面两张图是下背部肌肉和髋部外展肌的扭转伸展演示。先将小腿横放在另一条腿的膝盖上（见图 A），接着如图 B 所示，转动骨盆。外展两侧肩关节，转掌心向上，同时转动头部。

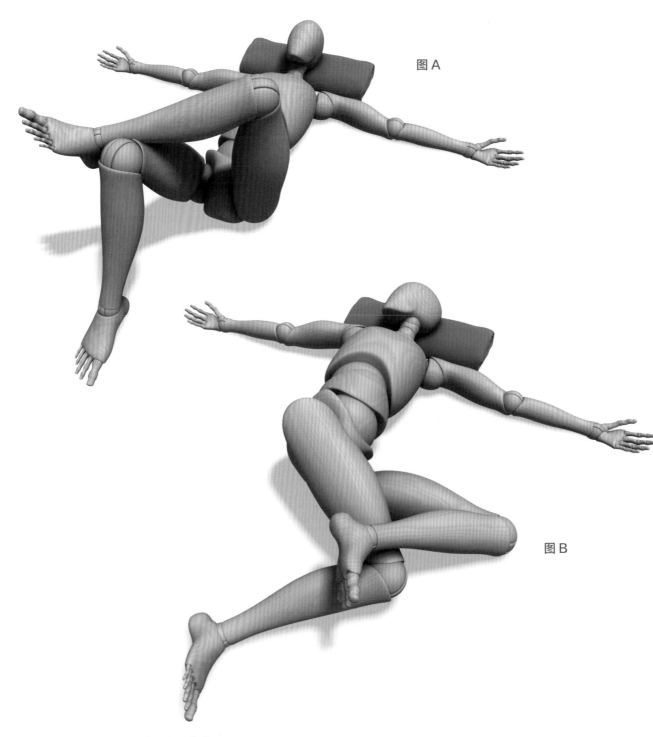

图 A

图 B

辅具扭转 PROP TWIST

借助椅子能够练习坐姿扭转，以放松上背部和肩部肌肉。椅面先垫块毯子，接着如图 A 所示，将头放在毯子上。然后把椅子移到侧面，动作一样，只是这次改为侧弯扭转（见图 B）。如果想要练习更深入的变式，先盘腿坐定，身体前弯，把头放在瑜伽砖上（见图 C）。转动身体，改为坐姿侧弯扭转，最后进入挺尸式放松（见图 D）。

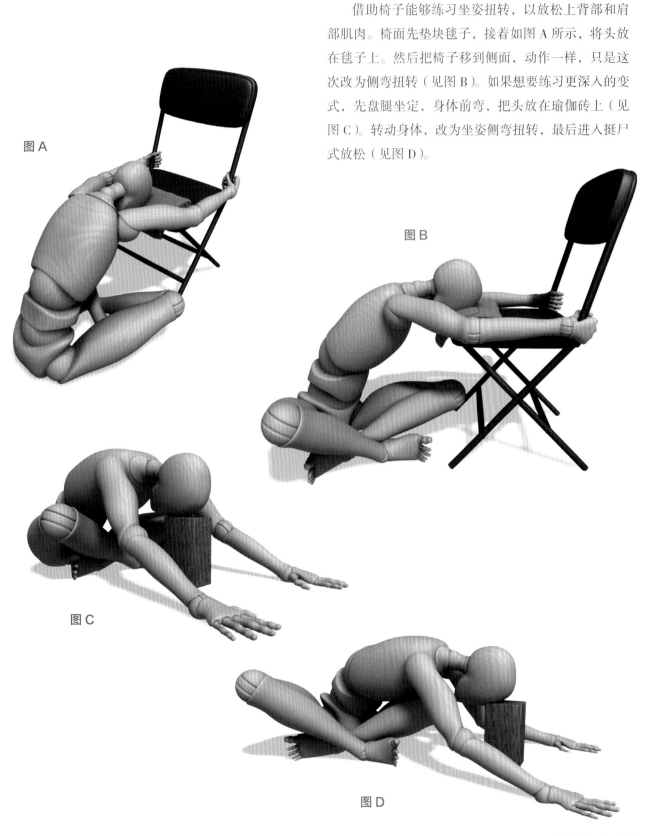

图 A

图 B

图 C

图 D

动作索引

MOVEMENT INDEX

动作索引

　　每个身体动作都有特定的名称。明确这些名称不仅对瑜伽教学十分重要，也有利于我们分析形成身体姿势的肌肉。作为一名瑜伽老师，我们要使用学员能理解的术语去跟他们沟通；要了解每个动作的科学叫法，同时能清楚解释每个动作，让外行人也听得懂；动作指令要尽量简单、准确。

　　要记住，肌肉的收缩使关节、附肢落在各个体式的正确位置上。知道了关节的位置，就可以推断应该启动哪些肌肉以做出特定体式。有了这些知识，我们便可以指导学员运用精准的要领，调整、稳定身体进入体式，伸展正确的肌肉，创造收束。因此，全面理解身体动作是揭开瑜伽体式奥秘的第一步。

　　身体一共有六种基本动作，分别是屈曲（flexion）、伸展（extention）、内收（adduction）、外展（abduction）、内旋（internal / medial rotation）和外旋（external / lateral rotation）。所有这些动作都发生于以下三个平面，解剖学位置是定义动作方向的坐标。

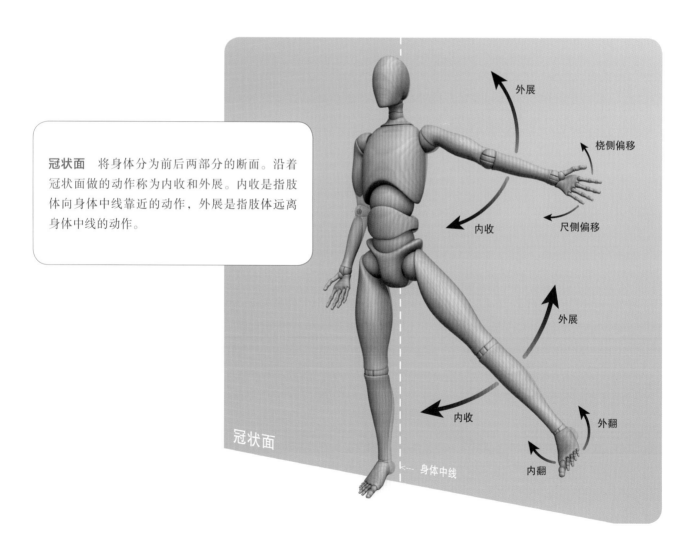

冠状面　将身体分为前后两部分的断面。沿着冠状面做的动作称为内收和外展。内收是指肢体向身体中线靠近的动作，外展是指肢体远离身体中线的动作。

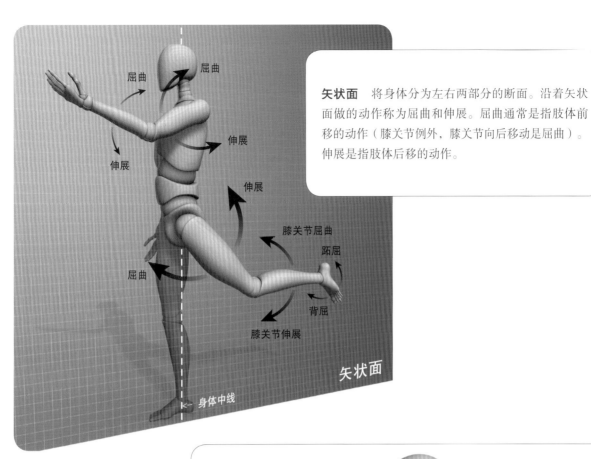

矢状面 将身体分为左右两部分的断面。沿着矢状面做的动作称为屈曲和伸展。屈曲通常是指肢体前移的动作（膝关节例外，膝关节向后移动是屈曲）。伸展是指肢体后移的动作。

横断面 将身体分为上下两部分的断面。沿着横断面做的动作称为旋转。旋转又进一步分为内旋和外旋，向身体中线转动为内旋，远离身体中线转动为外旋。

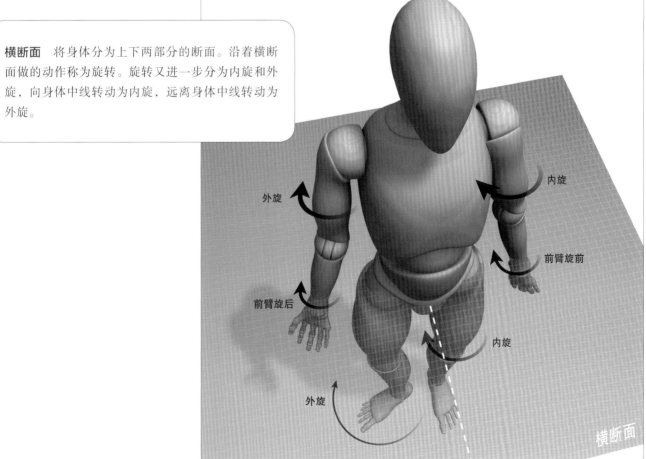

这里以仰卧手抓脚趾腿伸展式变式和舞王式为例，说明分析基本
关节位置。序号代表形成体式的动作顺序。

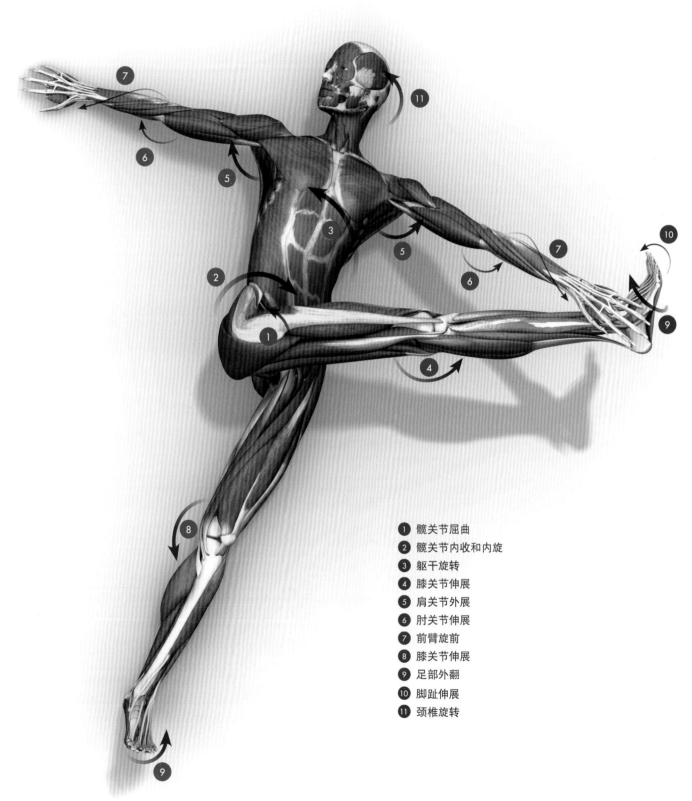

1 髋关节屈曲
2 髋关节内收和内旋
3 躯干旋转
4 膝关节伸展
5 肩关节外展
6 肘关节伸展
7 前臂旋前
8 膝关节伸展
9 足部外翻
10 脚趾伸展
11 颈椎旋转

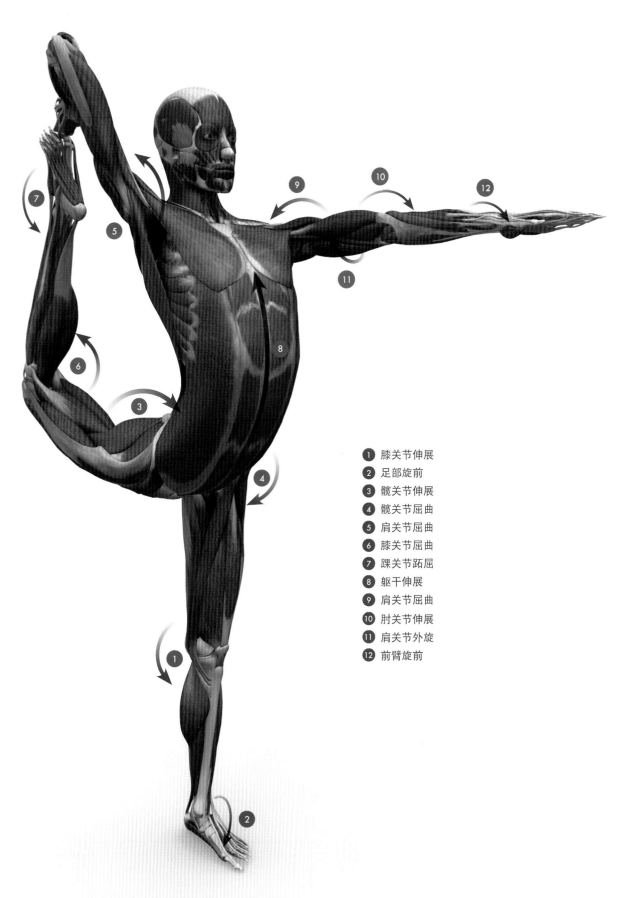

1 膝关节伸展
2 足部旋前
3 髋关节伸展
4 髋关节屈曲
5 肩关节屈曲
6 膝关节屈曲
7 踝关节跖屈
8 躯干伸展
9 肩关节屈曲
10 肘关节伸展
11 肩关节外旋
12 前臂旋前

动作与肌肉对照表

颈部

肌肉名称	屈曲	伸展	侧屈	侧伸	旋转
头半棘肌		●	●	●	●
头夹肌		●	●	●	●
胸锁乳突肌	●		●	●	●
肩胛提肌		●	●	●	
斜方肌		●	●	●	●

躯干

肌肉名称	屈曲	伸展	侧屈	旋转
腹外斜肌	●		●	●
腹内斜肌	●		●	●
腹直肌	●			
胸棘肌		●		
横突间外侧肌			●	
棘间肌		●		
胸最长肌		●		
腰髂肋肌		●		
多裂肌		●		
回旋肌		●		●
腰方肌		●	●	
腰大肌	●		●	
髂肌	●		●	

髋关节

肌肉名称	屈曲	伸展	内收	外展	内旋	外旋
臀大肌		●				●
臀中肌	●	●		●	●	●
臀小肌	●	●		●	●	●
阔筋膜张肌	●			●	●	
腰大肌	●					●
髂肌	●					●
股直肌	●			●		
缝匠肌	●			●		●
耻骨肌	●		●			●
大收肌		●	●			
长收肌	●		●			●
短收肌	●		●			●
股薄肌	●		●			●
梨状肌				●		●
上孖肌				●		●
下孖肌				●		●
闭孔内肌				●		●
闭孔外肌						●
股方肌			●			●
半腱肌		●			●	
半膜肌		●			●	
股二头肌		●				●

膝关节

肌肉名称	屈曲	伸展	内旋	外旋
股内侧肌		●		
股外侧肌		●		
股中间肌		●		
股直肌		●		
缝匠肌	●			●
半腱肌	●		●	
半膜肌	●		●	
股二头肌	●			●
股薄肌	●		●	
腘肌	●			
腓肠肌	●			

小腿

肌肉名称	踝关节跖屈	踝关节背屈	足外翻	足内翻	趾屈曲	趾伸展
腓肠肌	●					
比目鱼肌	●					
胫骨前肌		●		●		
胫骨后肌	●			●		
腓骨长肌	●		●			
腓骨短肌	●		●			
第三腓骨肌	●		●			
趾长屈肌	●			●	●	
拇长屈肌	●			●	●	
趾长伸肌		●	●			●
蹋长伸肌		●		●		●

足部

肌肉名称	趾屈曲	趾伸展	趾内收	趾外展
趾短屈肌	●			
踇短屈肌	●			
小趾短屈肌	●			
趾短伸肌		●		
踇短伸肌		●		
小趾展肌				●
拇展肌				●
踇收肌			●	
蚓状肌	●	●	●	
骨间足底肌	●		●	
骨间足背肌	●			●

手部

肌肉名称	屈曲	伸展	内收	外展
指浅屈肌	●			
指深屈肌	●			
拇长屈肌	●			
拇短屈肌	●			
小指短屈肌	●			
指伸肌		●		
拇长伸肌		●		
拇短伸肌		●		
食指伸肌		●		
小指伸肌		●		
拇长展肌				●
拇短展肌				●
拇收肌			●	
小指展肌				●
蚓状肌	●	●		
骨间背侧肌	●	●	●	

手臂和腕关节

肌肉名称	肘关节屈曲	肘关节伸展	前臂旋前	前臂旋后	腕关节屈曲	腕关节伸展	腕关节尺侧偏斜	腕关节桡侧偏斜
肱二头肌	●			●				
肱肌	●							
肱三头肌		●						
肘肌		●						
肱桡肌	●							
旋后肌				●				
旋前圆肌			●					
旋前方肌			●					
桡侧腕长伸肌						●		●
桡侧腕短伸肌						●		●
尺侧腕伸肌						●	●	
桡侧腕屈肌					●			●
尺侧腕屈肌					●		●	
指伸肌						●		
拇短伸肌								●
拇长伸肌				●				●
拇长展肌								●

肩关节

肌肉名称	后缩	前伸	上提	下压	屈曲	伸展	内收	外展	内旋	外旋
菱形肌	●									
前锯肌		●	●					●		
斜方肌	●		●	●			●	●		
肩胛提肌		●	●							
背阔肌	●					●	●		●	
大圆肌						●	●		●	
胸大肌				●	●		●		●	
胸小肌		●		●						
三角肌前束					●				●	
三角肌中束								●		
三角肌后束						●				●
冈上肌								●		
冈下肌										●
小圆肌							●			●
肩胛下肌									●	
肱二头肌					●					
喙肱肌					●		●			
肱三头肌						●	●			

解剖学索引
ANATOMY INDEX

骨
BONES

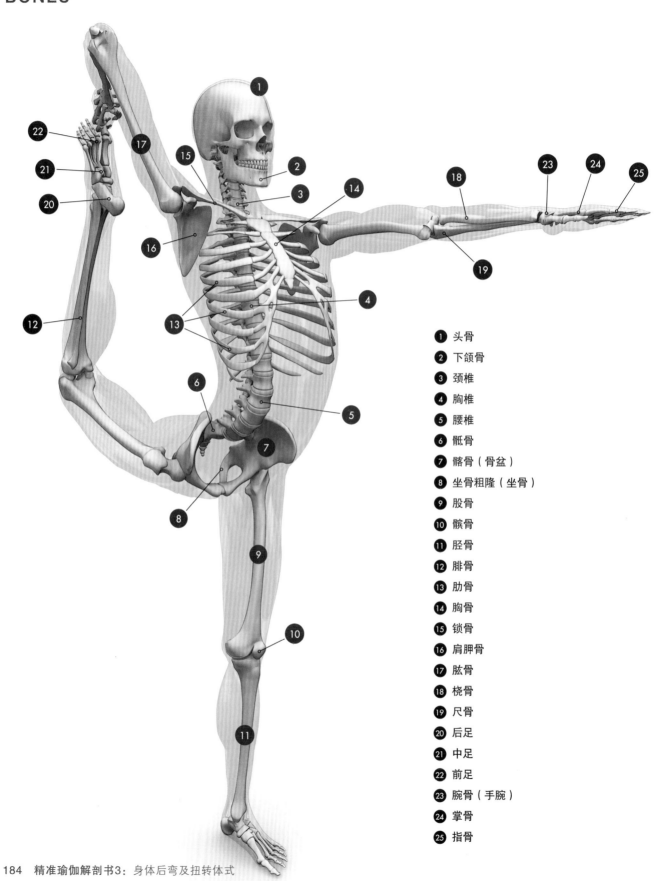

1. 头骨
2. 下颌骨
3. 颈椎
4. 胸椎
5. 腰椎
6. 骶骨
7. 髂骨（骨盆）
8. 坐骨粗隆（坐骨）
9. 股骨
10. 髌骨
11. 胫骨
12. 腓骨
13. 肋骨
14. 胸骨
15. 锁骨
16. 肩胛骨
17. 肱骨
18. 桡骨
19. 尺骨
20. 后足
21. 中足
22. 前足
23. 腕骨（手腕）
24. 掌骨
25. 指骨

中轴与附肢骨骼
AXIAL AND APPENDICULAR SKELETONS

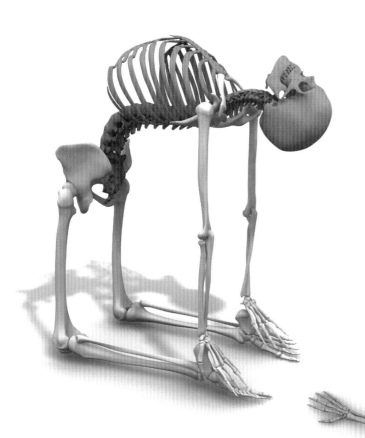

中轴骨骼

　　中轴骨骼由头骨、脊柱和胸腔组成。这些骨骼连接上肢和下肢的附肢骨骼，使得这两个不同区域的骨骼可以相互作用。比如，在骆驼式中，手和脚掌的连接帮助延展脊柱。

附肢骨骼

　　上肢附肢骨骼由肩胛带和上肢组成。肩胛带包含肩胛骨和锁骨，连接手臂和躯干，从而将上肢附肢骨骼与中轴骨骼相连。

　　下肢附肢骨骼由骨盆带和下肢组成。骨盆带包括髂骨、坐骨、耻骨和耻骨联合，负责将下肢附肢骨骼与中轴骨骼相连。

　　了解骨骼属于不同区域十分重要，因为附肢骨骼可通过杠杆作用影响中轴骨骼。也就是说，手和脚连接起来，就会影响脊柱。

　　比如，在仰卧手抓脚趾腿伸展式变式中，把手压向侧展腿的外部脚踝，可以帮助加强躯干的旋转动作。

肌肉
MUSCLES

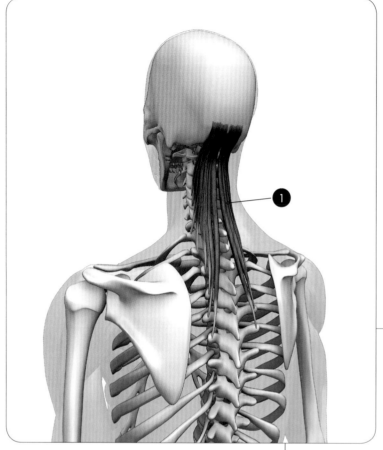

① **头半棘肌**
起：下颈椎和上胸椎的横突
止：枕骨
动作：伸展头部（后倾），协助头部转动

② **头夹肌**
起：第7节颈椎和第1~4节胸椎的棘突
止：头骨乳突，位于耳朵后部
动作：伸展头部和颈部；当单侧收缩时，
可侧屈颈部；将头部转向肌肉收缩
的一侧

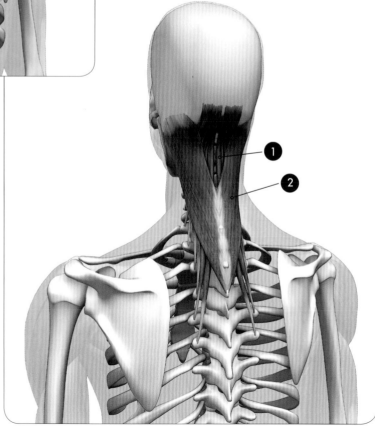

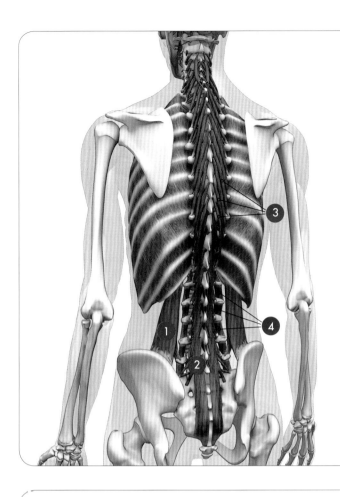

❶ 腰方肌

起：髂嵴后方

止：第12对肋骨后部，第1~4节腰椎的横突

动作：侧屈脊柱；伸展、稳定腰椎；稳定第12对肋骨，深吸气时会将其下拉

❷ 多裂肌

起：骶骨和髂后上棘的后部，腰椎、胸椎和颈椎的横突

止：从起端椎骨向上两个椎骨；肌纤维成对角向身体中线走，到达止端椎骨的棘突

动作：在伸展、屈曲和旋转过程中稳定脊椎

❸ 胸半棘肌

起：第6~10节胸椎横突

止：下颈椎和上胸椎的棘突

动作：伸展和旋转上胸椎和下颈椎

❹ 横突间外侧肌

起：腰椎的横突

止：邻近起端椎骨上方的椎骨横突

动作：侧屈腰椎

❶ 上后锯肌

起：项韧带与第7节颈椎到第4节胸椎的棘突

止：第2~5对肋骨的上缘

动作：在深吸气时，通过上提肋骨扩展胸腔后侧（上后锯肌是呼吸的辅助肌）

❷ 下后锯肌

起：第11~12节胸椎、第1~3节腰椎的棘突，以及胸腰筋膜

止：第9~12对肋骨的下缘

动作：在吸气时稳定下方肋骨

❸ 胸棘肌

起：第6~10节胸椎的横突

止：第6~7节颈椎、第1~4节胸椎的棘突

动作：伸展上胸椎和下颈椎

❹ 胸最长肌

起：骶骨后部，以及第11~12节胸椎、第1~5节腰椎的棘突

止：第1~12节胸椎的横突、第4~12对肋骨的内缘

动作：侧屈、伸展脊椎，在吸气时协助扩展胸腔

❺ 腰髂肋肌

起：骶骨后部

止：第7~12对肋骨的后缘

动作：侧屈、伸展腰椎

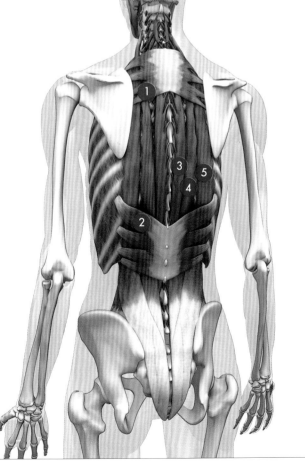

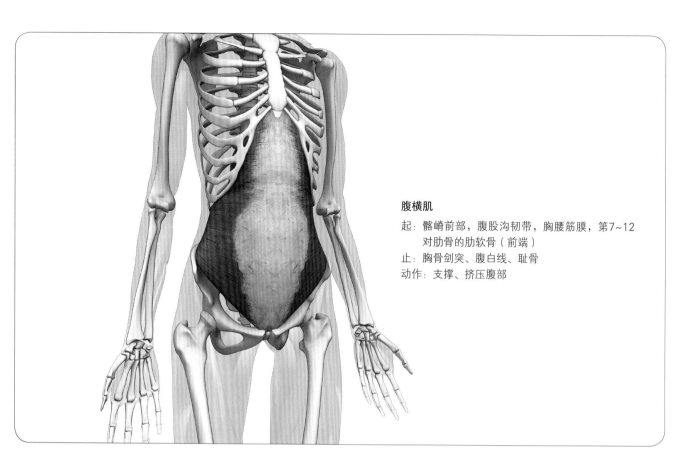

腹横肌

起：髂嵴前部，腹股沟韧带，胸腰筋膜，第7~12
　　对肋骨的肋软骨（前端）
止：胸骨剑突、腹白线、耻骨
动作：支撑、挤压腹部

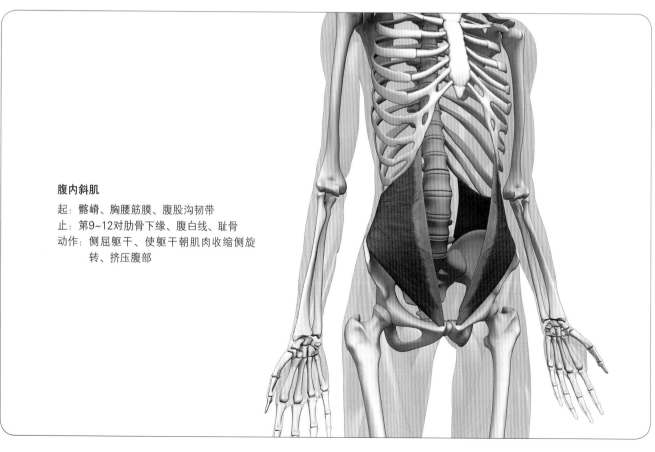

腹内斜肌

起：髂嵴、胸腰筋膜、腹股沟韧带
止：第9~12对肋骨下缘、腹白线、耻骨
动作：侧屈躯干、使躯干朝肌肉收缩侧旋
　　　转、挤压腹部

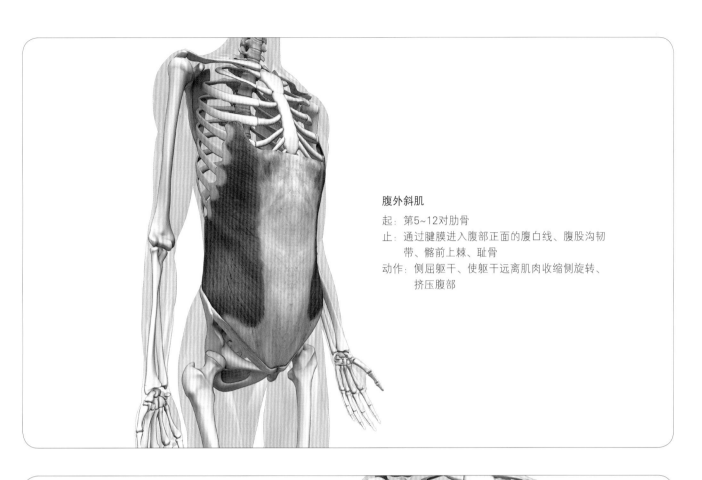

腹外斜肌

起：第5~12对肋骨

止：通过腱膜进入腹部正面的腹白线、腹股沟韧
　　带、髂前上棘、耻骨

动作：侧屈躯干、使躯干远离肌肉收缩侧旋转、
　　　挤压腹部

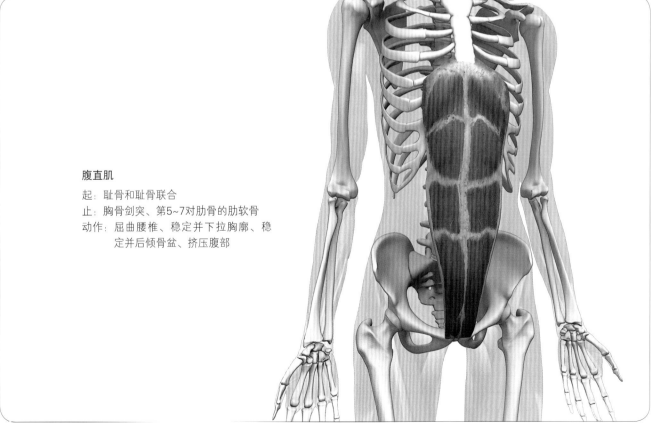

腹直肌

起：耻骨和耻骨联合

止：胸骨剑突、第5~7对肋骨的肋软骨

动作：屈曲腰椎、稳定并下拉胸廓、稳
　　　定并后倾骨盆、挤压腹部

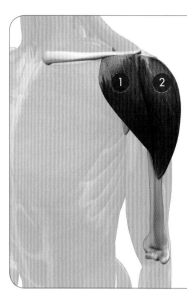

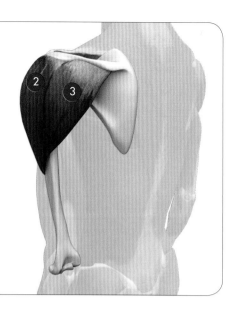

❶ 三角肌前束

起：锁骨前方上端1/3处

止：肱骨干外表面的三角肌粗隆

动作：前屈、内旋肱骨

❷ 三角肌中束

起：肩胛骨肩峰突的侧缘

止：肱骨干外表面的三角肌粗隆

动作：接着肩袖肌群的冈上肌的起始动作，
继续外展肱骨

❸ 三角肌后束

起：肩胛冈

止：肱骨干外表面的三角肌粗隆

动作：伸展、外旋肱骨

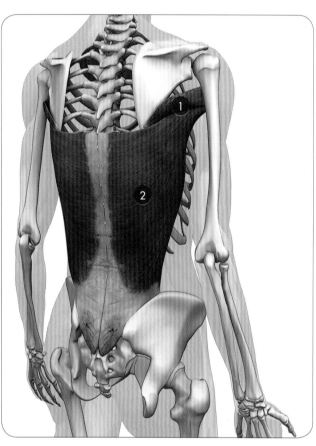

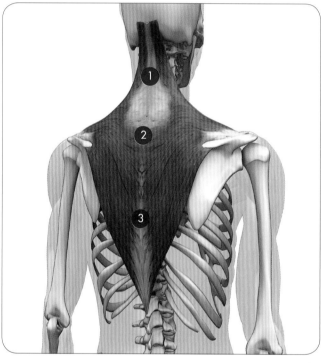

❶ 大圆肌

起：肩胛骨下侧缘

止：肱骨的肱二头肌沟

动作：内收、内旋肱骨

❷ 背阔肌

起：胸腰筋膜、髂嵴后部、第9~12对肋骨、
肩胛骨内缘

止：肱骨肱二头肌沟

动作：伸展、内收、内旋肱骨

❶ 斜方肌上束

起：枕骨、项韧带

止：肩胛冈的上缘

动作：上提肩胛带，同斜方肌下束一起旋转肩胛骨，
使手臂高举过头

❷ 斜方肌中束

起：第7节颈椎到第7节胸椎的棘突

止：肩峰内缘、锁骨外侧1/3处的后部

动作：内收肩胛骨

❸ 斜方肌下束

起：第8~12节胸椎的棘突

止：肩峰内缘、锁骨外侧1/3处的后部

动作：下压肩胛骨，帮助身体在手臂平衡动作中保持
稳定，同斜方肌上束一起旋转肩胛骨，使手臂
高举过头

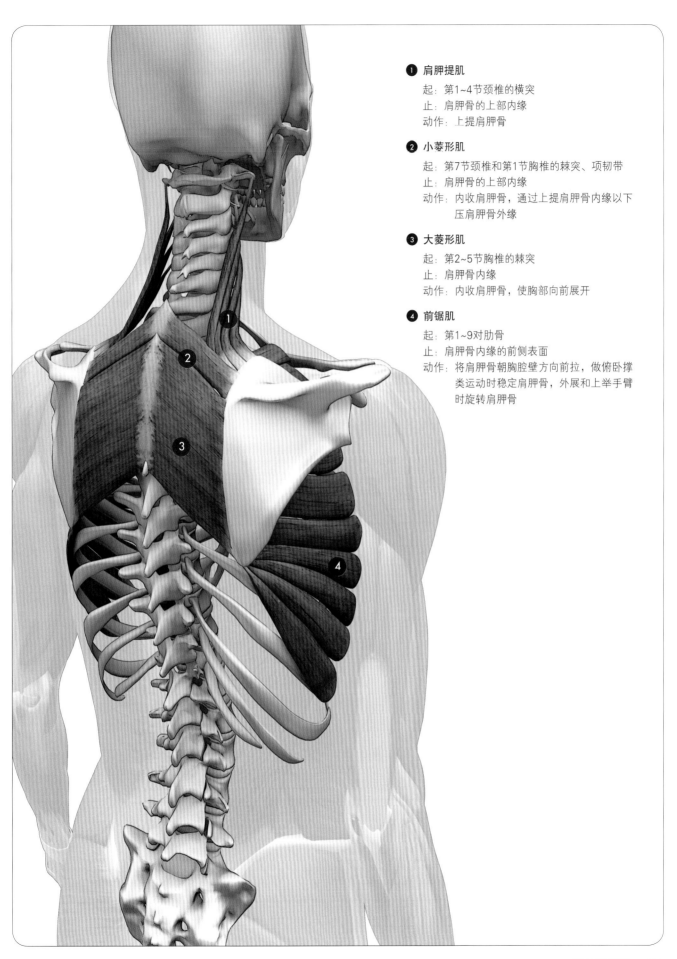

❶ 肩胛提肌

起：第1~4节颈椎的横突
止：肩胛骨的上部内缘
动作：上提肩胛骨

❷ 小菱形肌

起：第7节颈椎和第1节胸椎的棘突、项韧带
止：肩胛骨的上部内缘
动作：内收肩胛骨，通过上提肩胛骨内缘以下
　　　压肩胛骨外缘

❸ 大菱形肌

起：第2~5节胸椎的棘突
止：肩胛骨内缘
动作：内收肩胛骨，使胸部向前展开

❹ 前锯肌

起：第1~9对肋骨
止：肩胛骨内缘的前侧表面
动作：将肩胛骨朝胸腔壁方向前拉，做俯卧撑
　　　类运动时稳定肩胛骨，外展和上举手臂
　　　时旋转肩胛骨

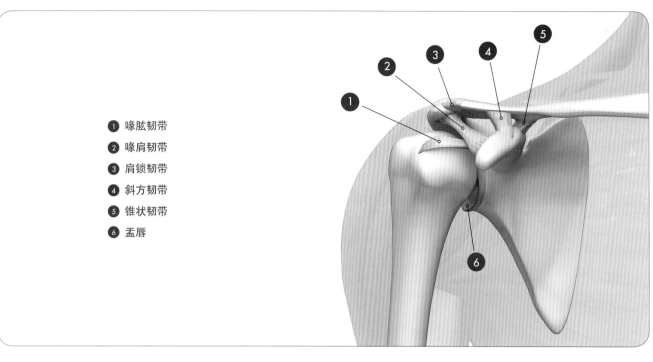

1 喙肱韧带

2 喙肩韧带

3 肩锁韧带

4 斜方韧带

5 锥状韧带

6 盂唇

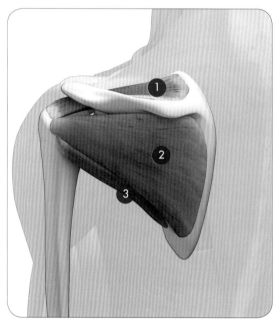

1 冈上肌

起：肩胛骨冈上窝
止：肱骨大结节
动作：引起肱骨外展（手臂侧举），稳定肩关节窝中的肱骨头

2 肩胛下肌

起：肩胛下窝的肩胛骨前侧表面
止：肱骨小结节
动作：内旋肱骨，稳定肩关节窝中的肱骨头

3 小圆肌

起：肩胛骨外缘的上部
止：肱骨大结节的后下部
动作：外旋肱骨，稳定肩关节窝中的肱骨头

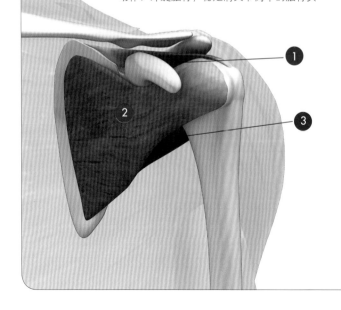

1 冈上肌

起：肩胛骨冈上窝
止：肱骨大结节
动作：引起肱骨外展（手臂侧举），稳定肩关节窝中的肱骨头

2 冈下肌

起：肩胛骨冈下窝
止：肱骨大结节
动作：外旋肩关节

3 小圆肌

起：肩胛骨外缘的上部
止：肱骨大结节的后下部
动作：外旋肱骨，稳定肩关节窝中的肱骨头

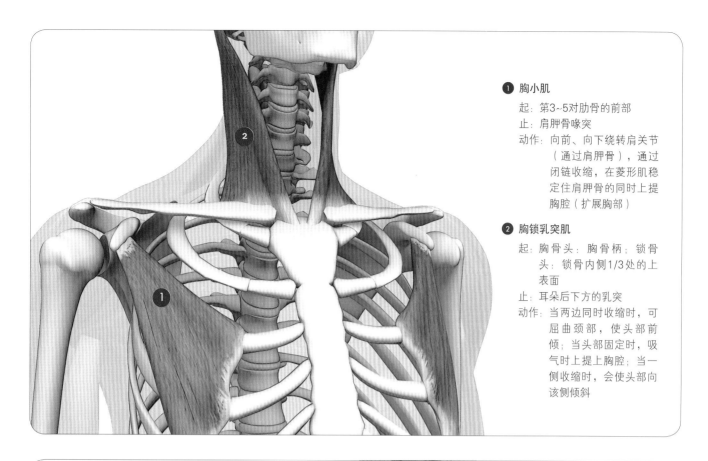

❶ 胸小肌

起：第3~5对肋骨的前部

止：肩胛骨喙突

动作：向前、向下绕转肩关节
（通过肩胛骨），通过
闭链收缩，在菱形肌稳
定住肩胛骨的同时上提
胸腔（扩展胸部）

❷ 胸锁乳突肌

起：胸骨头：胸骨柄；锁骨
头：锁骨内侧1/3处的上
表面

止：耳朵后下方的乳突

动作：当两边同时收缩时，可
屈曲颈部，使头部前
倾；当头部固定时，吸
气时上提上胸腔；当一
侧收缩时，会使头部向
该侧倾斜

❶ 胸大肌

起：胸肋头——胸骨柄前部和胸骨
体；锁骨头——锁骨内侧一半处

止：肱骨上部的肱二头肌沟外缘

动作：内收、内旋肱骨；胸肋头将肱
骨向下带，使肱骨横越身体朝
向对侧髋关节；锁骨头前屈并
内旋肱骨，使肱骨横越身体朝
向对侧肩关节

❷ 喙肱肌

起：肩胛骨喙突

止：肱骨干中段的内侧表面

动作：协助胸肌内收肱骨和肩关节

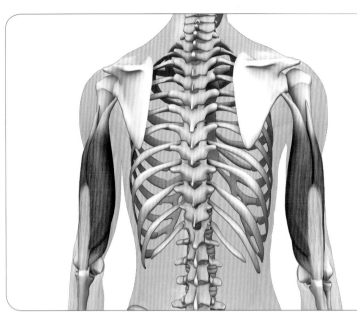

肱三头肌

起：长头端起于肩窝下缘的盂下结节、内侧头
　　与外侧头起于肱骨的后表面与肌间隔膜
止：尺骨鹰嘴突
动作：伸展肘关节，长头端使手臂后移并内收

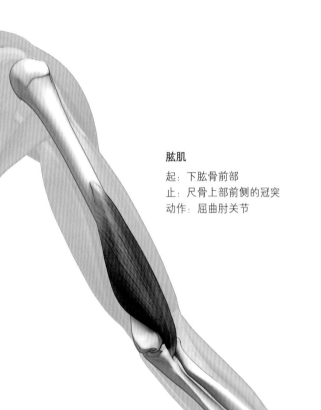

肱肌

起：下肱骨前部
止：尺骨上部前侧的冠突
动作：屈曲肘关节

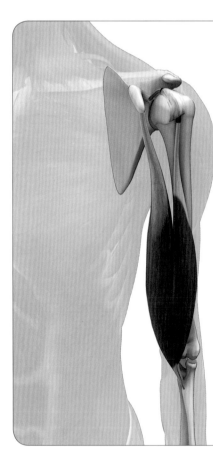

肱二头肌

起：长头端——肩关节盂
　　（窝）的上部；短头
　　端——肩胛骨喙突
止：桡骨上部的桡骨粗隆
动作：屈曲肘关节，前臂
　　　旋后

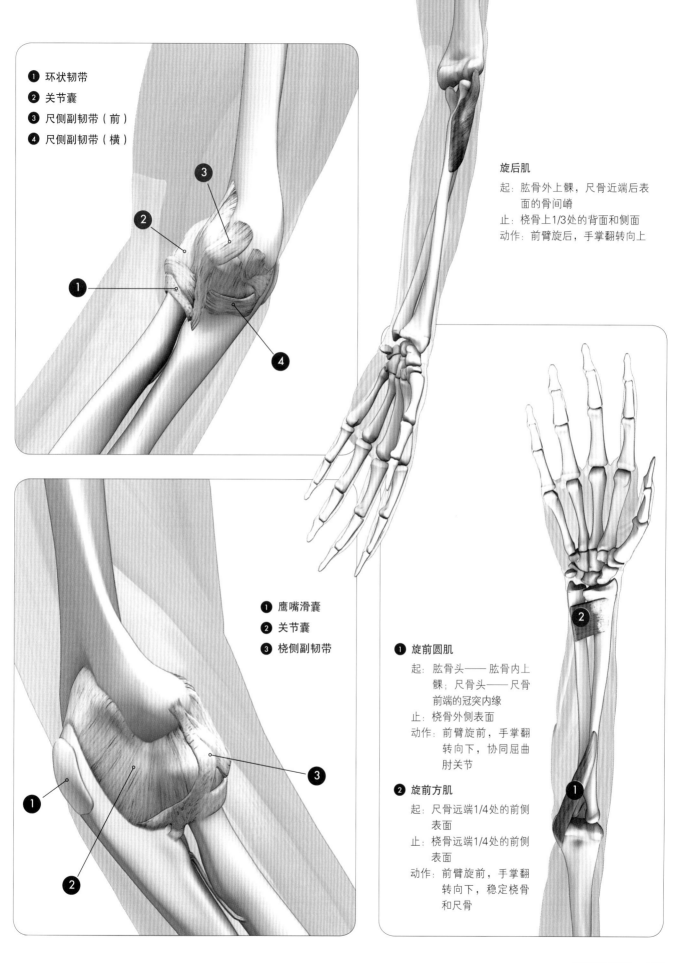

① 环状韧带
② 关节囊
③ 尺侧副韧带（前）
④ 尺侧副韧带（横）

旋后肌
起：肱骨外上髁，尺骨近端后表
　　面的骨间嵴
止：桡骨上1/3处的背面和侧面
动作：前臂旋后，手掌翻转向上

① 鹰嘴滑囊
② 关节囊
③ 桡侧副韧带

① **旋前圆肌**
　　起：肱骨头——肱骨内上
　　　　髁；尺骨头——尺骨
　　　　前端的冠突内缘
　　止：桡骨外侧表面
　　动作：前臂旋前，手掌翻
　　　　转向下，协同屈曲
　　　　肘关节

② **旋前方肌**
　　起：尺骨远端1/4处的前侧
　　　　表面
　　止：桡骨远端1/4处的前侧
　　　　表面
　　动作：前臂旋前，手掌翻
　　　　转向下，稳定桡骨
　　　　和尺骨

1 指深屈肌

起：尺骨上2/3处的前侧表面和内侧表面，以及骨间膜（桡骨和尺骨之间）

止：手指指骨远端的掌心面（前面）

动作：屈曲远节指骨，协同屈曲较近节指骨和腕关节

2 拇长屈肌

起：桡骨骨干中段的前侧表面、尺骨的冠突、内上髁

止：拇指指骨远端的掌心面（前面）

动作：屈曲拇指，协同屈曲腕关节

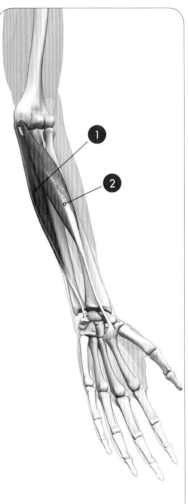

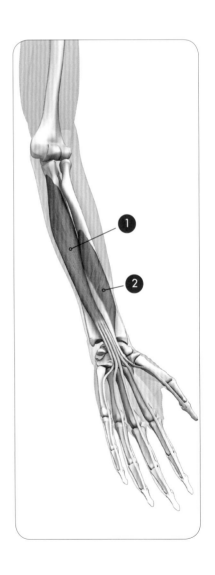

指浅屈肌

起：肱骨内上髁、尺骨的冠突、桡骨上部前缘

止：两条肌腱分别止于四根手指的中节指骨两侧

动作：屈曲中节指骨，协同屈曲腕关节

1 尺侧腕屈肌

起：肱骨内上髁、尺骨的内缘和上2/3处

止：腕关节的豌豆骨、第五掌骨底

动作：屈曲、内收腕关节，协同屈曲肘关节

2 桡侧腕屈肌

起：肱骨内上髁

止：第二掌骨底

动作：屈曲、外展腕关节，协同屈曲肘关节和前臂旋前

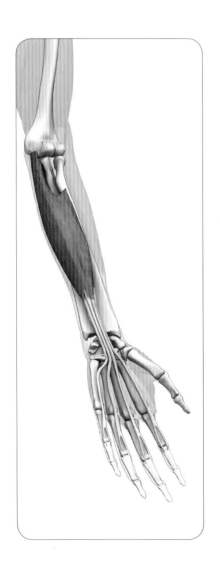

① 肱桡肌

起：肱骨外侧髁上嵴
止：桡骨下外表面，茎突近端
动作：屈曲肘关节

② 桡侧腕长伸肌

起：肱骨外侧髁上嵴
止：第二掌骨底的背部表面
动作：伸展、外展腕关节

③ 桡侧腕短伸肌

起：肱骨外上髁越过总伸肌腱
止：第三掌骨底的背部表面
动作：伸展、外展腕关节

④ 尺侧腕伸肌

起：肱骨外上髁越过总伸肌腱
止：第五掌骨底
动作：伸展、内收腕关节

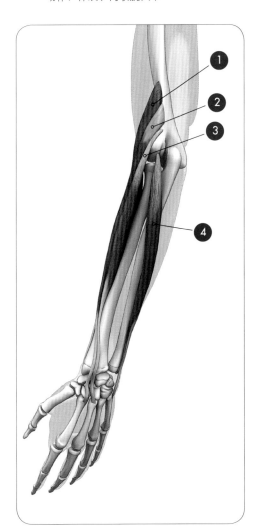

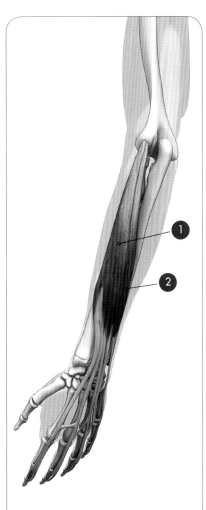

① 指伸肌

起：肱骨外上髁越过总伸肌腱
止：四指指骨背部表面
动作：伸展手指，协同手指背离
中线外展

② 小指伸肌

起：肱骨外上髁越过总伸肌腱
止：与指伸肌肌腱结合，止于小
指背面
动作：伸展小指

① 拇长展肌

起：尺骨和桡骨后表面，覆盖骨
头中段1/3处，骨间膜
止：第一掌骨外侧表面
动作：伸展、外展拇指，协同前
臂旋后并屈曲腕关节

② 拇短伸肌

起：桡骨远端后表面，骨间膜
止：拇指近节指骨底背面
动作：伸展拇指，协同伸展腕
关节

③ 拇长伸肌

起：尺骨中段1/3处的后表面，骨
间膜
止：拇指远节指骨底背面
动作：伸展拇指，协同伸展腕
关节

④ 食指伸肌

起：尺骨远端后表面，骨间膜
止：食指背腱膜，连到近节指骨
动作：伸展食指

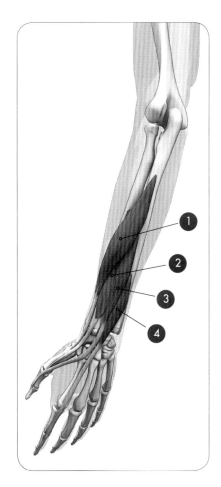

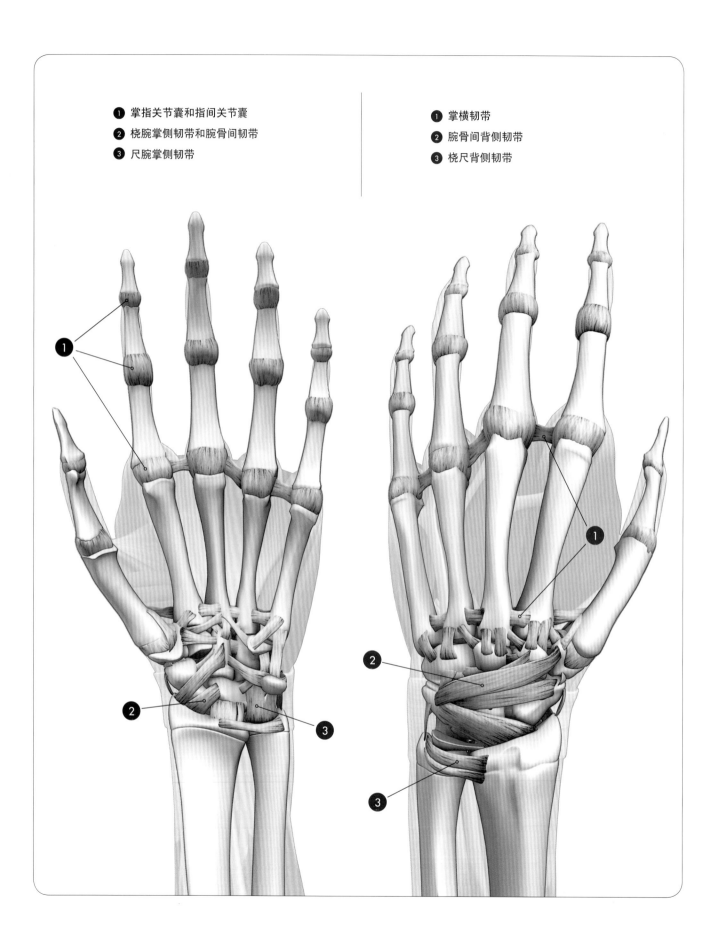

1 掌指关节囊和指间关节囊

2 桡腕掌侧韧带和腕骨间韧带

3 尺腕掌侧韧带

1 掌横韧带

2 腕骨间背侧韧带

3 桡尺背侧韧带

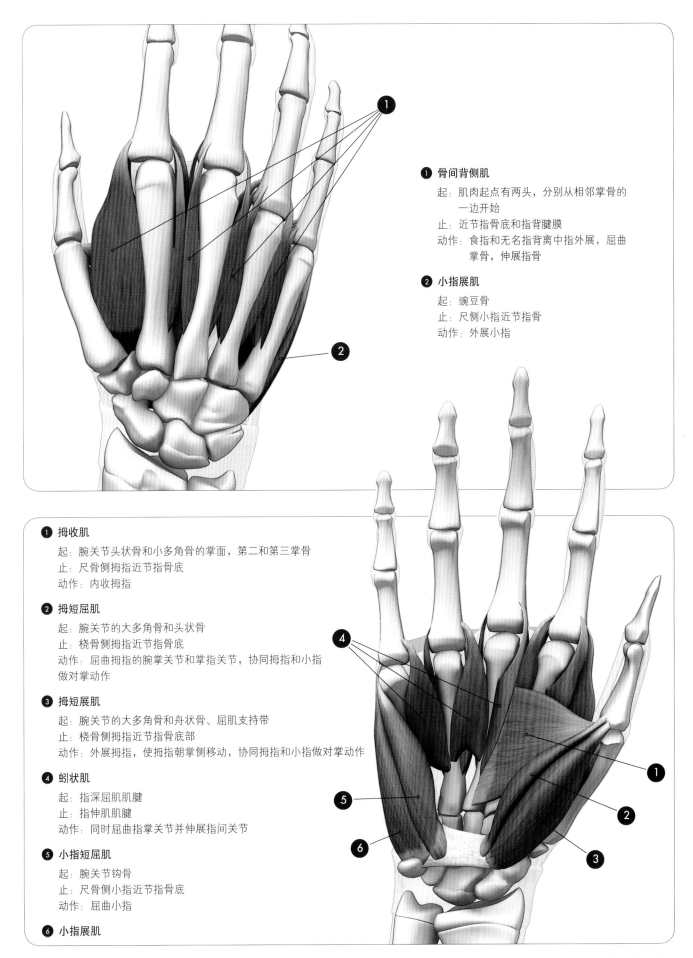

1 骨间背侧肌

起：肌肉起点有两头，分别从相邻掌骨的一边开始

止：近节指骨底和指背腱膜

动作：食指和无名指背离中指外展，屈曲掌骨，伸展指骨

2 小指展肌

起：豌豆骨

止：尺侧小指近节指骨

动作：外展小指

1 拇收肌

起：腕关节头状骨和小多角骨的掌面，第二和第三掌骨

止：尺骨侧拇指近节指骨底

动作：内收拇指

2 拇短屈肌

起：腕关节的大多角骨和头状骨

止：桡骨侧拇指近节指骨底

动作：屈曲拇指的腕掌关节和掌指关节，协同拇指和小指做对掌动作

3 拇短展肌

起：腕关节的大多角骨和舟状骨、屈肌支持带

止：桡骨侧拇指近节指骨底部

动作：外展拇指，使拇指朝掌侧移动，协同拇指和小指做对掌动作

4 蚓状肌

起：指深屈肌肌腱

止：指伸肌肌腱

动作：同时屈曲指掌关节并伸展指间关节

5 小指短屈肌

起：腕关节钩骨

止：尺骨侧小指近节指骨底

动作：屈曲小指

6 小指展肌

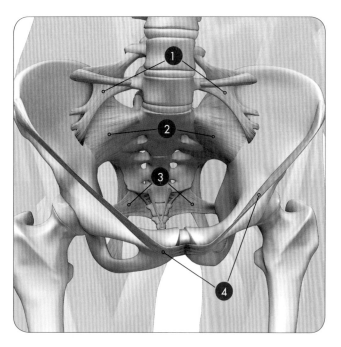

① 髂腰韧带　③ 骶棘韧带
② 骶髂韧带　④ 腹股沟韧带

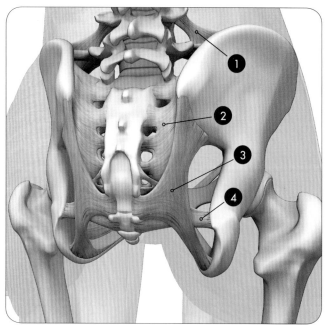

① 髂腰韧带　③ 骶结节韧带
② 骶髂韧带　④ 骶棘韧带

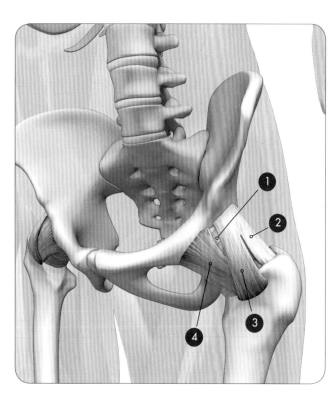

① 轮匝带（髋关节囊）　③ 髂股前韧带
② 髂股侧韧带　④ 耻股韧带

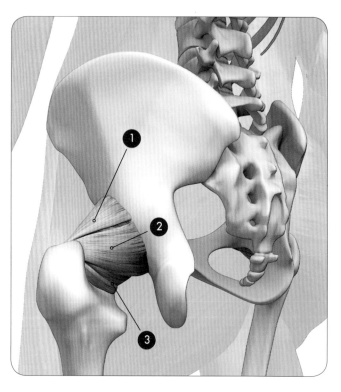

① 侧髂股韧带　③ 轮匝带（髋关节囊）
② 坐股韧带

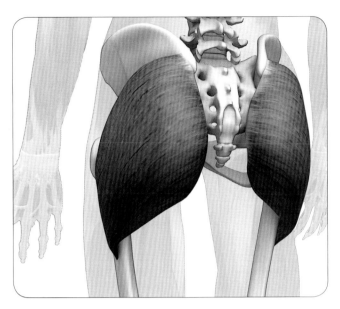

臀大肌

起：髂骨后外侧表面和骶骨侧面

止：上束纤维连到髂胫束，下束纤维连到臀肌粗隆

动作：伸展、外旋、稳定髋关节

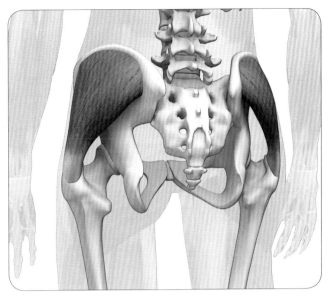

臀中肌

起：髂骨外侧表面

止：大转子

动作：外展髋关节，前端纤维内旋的同时屈曲髋
　　　关节，后端纤维外旋的同时伸展髋关节

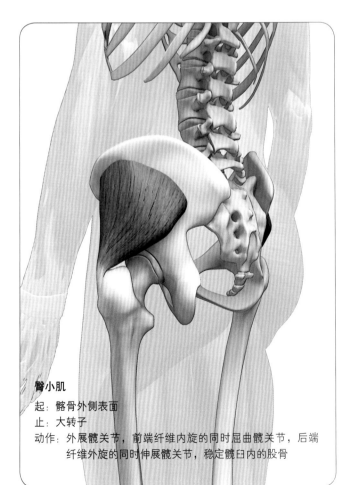

臀小肌

起：髂骨外侧表面

止：大转子

动作：外展髋关节，前端纤维内旋的同时屈曲髋关节，后端
　　　纤维外旋的同时伸展髋关节，稳定髋臼内的股骨

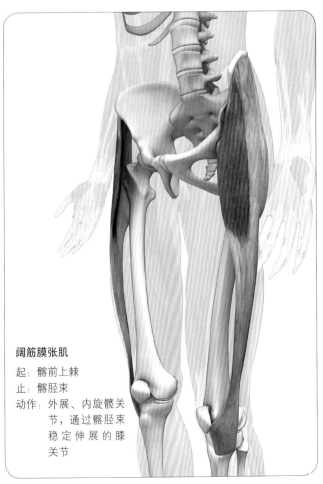

阔筋膜张肌

起：髂前上棘

止：髂胫束

动作：外展、内旋髋关
　　　节，通过髂胫束
　　　稳定伸展的膝
　　　关节

❶ 梨状肌

　　起: 骶骨后表面
　　止: 大转子
　　动作: 外旋、外展、伸展、稳定
　　　　　髋关节

❸ 闭孔内肌

　　起: 闭孔膜和坐骨
　　止: 大转子
　　动作: 外旋、内收髋关节

❺ 股方肌

　　起: 坐骨粗隆
　　止: 转子间
　　动作: 外旋、内收髋关节

❷ 上孖肌

　　起: 坐骨棘
　　止: 大转子
　　动作: 外旋、内收髋关节

❹ 下孖肌

　　起: 坐骨结节
　　止: 大转子
　　动作: 外旋、内收髋关节

❻ 闭孔外肌

　　起: 闭孔膜和坐骨
　　止: 大转子
　　动作: 外旋、内收髋关节

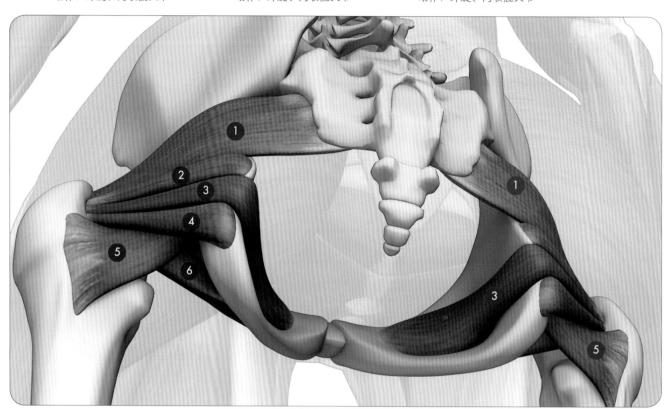

❶ 腰大肌

　　起: 第12节胸椎到第4节腰椎椎体和
　　　　椎间盘
　　止: 小转子
　　动作: 屈曲、外旋髋关节, 稳定腰椎

❷ 髂肌

　　起: 髂骨内表面
　　止: 小转子
　　动作: 屈曲、外旋髋关节, 与腰大肌
　　　　　一起使骨盆前倾

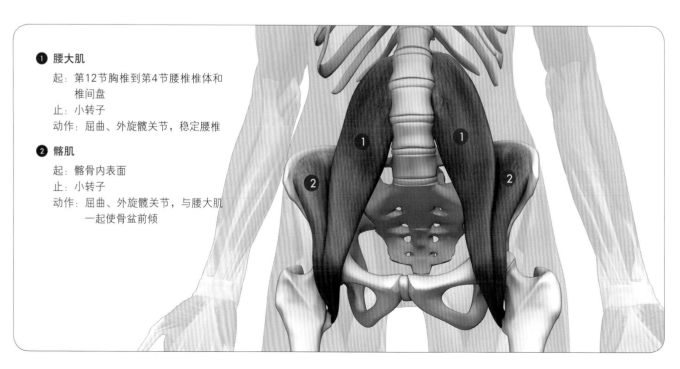

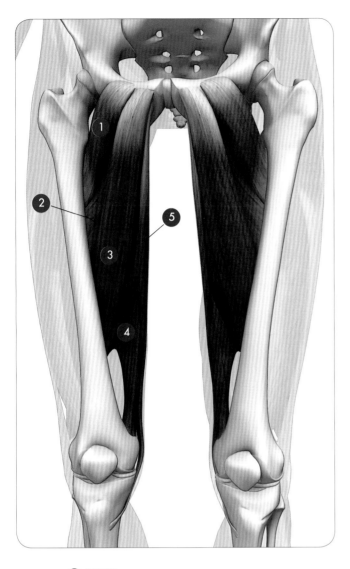

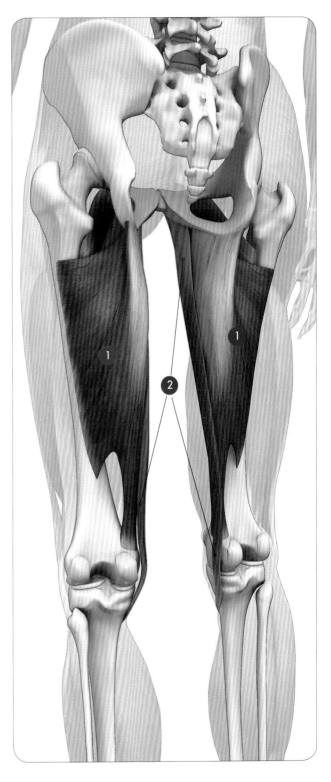

❶ 耻骨肌

> 起：耻骨
> 止：股骨粗线
> 动作：内收、外旋并协同屈曲股骨

❷ 短收肌

> 起：耻骨
> 止：股骨粗线
> 动作：内收、屈曲股骨，稳定骨盆

❸ 长收肌

> 起：耻骨
> 止：股骨粗线
> 动作：内收、屈曲股骨，稳定骨盆

❹ 大收肌

> 起：耻骨和坐骨粗隆
> 止：股骨粗线和股骨内上髁
> 动作：内收、外旋，同时伸展股骨

❺ 股薄肌

> 起：耻骨
> 止：胫骨内侧
> 动作：内收、屈曲髋关节，屈曲、内旋膝关节

❶ 大收肌

❷ 股薄肌

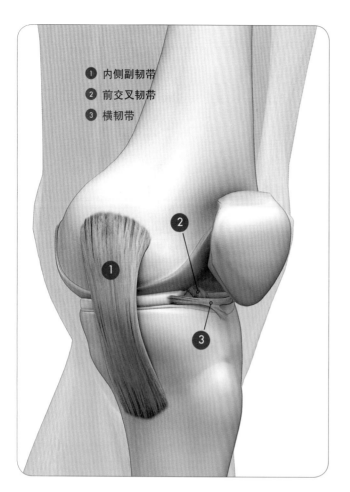

① 内侧副韧带
② 前交叉韧带
③ 横韧带

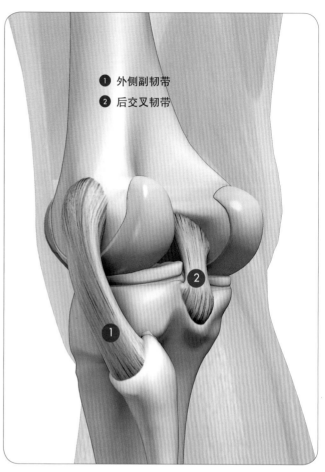

① 外侧副韧带
② 后交叉韧带

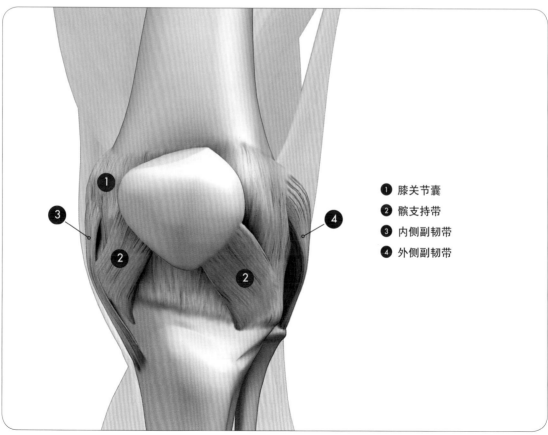

① 膝关节囊
② 髌支持带
③ 内侧副韧带
④ 外侧副韧带

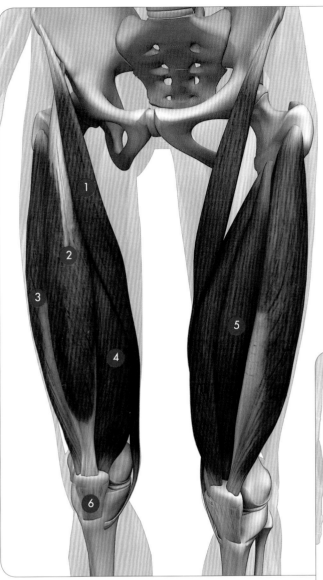

❶ 缝匠肌

起：髂前上棘

止：胫骨内侧的鹅足肌腱

动作：屈曲、外展、外旋
髋关节，屈曲、内
旋膝关节

❷ 股直肌

起：髂前下棘

止：通过髌腱与胫骨前侧
相连

动作：屈曲髋关节，前倾
骨盆，伸展膝关节

❸ 股外侧肌

起：股骨外侧

止：通过髌腱与胫骨前侧
相连

动作：伸展膝关节

❹ 股内侧肌

起：股骨内侧

止：通过髌腱与胫骨前侧
相连

动作：伸展膝关节

❺ 股中间肌

起：股骨前侧

止：通过髌腱与胫骨前侧
相连

动作：伸展膝关节

❻ 髌腱

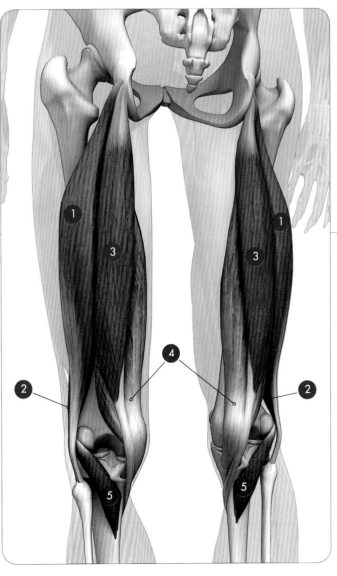

❶ 股二头肌长头

起：坐骨粗隆

止：腓骨头

动作：伸展髋关节，屈
曲、外旋膝关节

❷ 股二头肌短头

起：股骨后表面

止：腓骨头

动作：伸展髋关节，屈
曲、外旋膝关节

❸ 半腱肌

起：坐骨粗隆

止：胫骨内侧鹅足肌腱

动作：伸展髋关节，屈
曲、内旋膝关节

❹ 半膜肌

起：坐骨粗隆

止：胫骨内侧髁后方

动作：伸展髋关节，屈
曲、内旋膝关节

❺ 腘肌

起：股骨外侧髁

止：膝关节下的胫骨后
表面

动作：屈曲、内旋膝关节

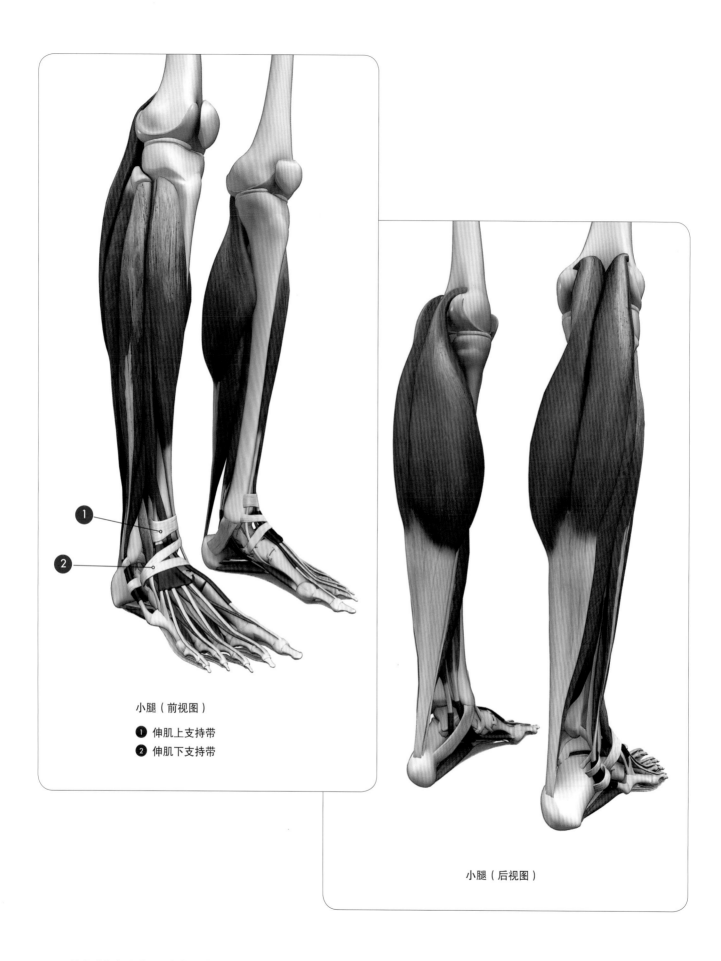

小腿（前视图）

❶ 伸肌上支持带
❷ 伸肌下支持带

小腿（后视图）

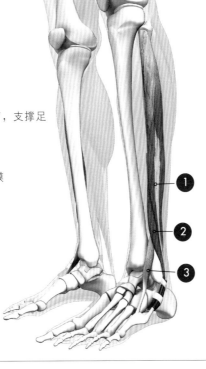

❶ 腓骨长肌

　起：腓骨头和腓骨外侧近端2/3处

　止：第一掌骨底和内侧楔骨

　动作：跖屈踝关节，外翻距下关节，支撑足
　　　　横弓

❷ 腓骨短肌

　起：腓骨侧面的远端一半处，肌间膜

　止：第五跖骨底

　动作：跖屈踝关节，外翻距下关节

❸ 第三腓骨肌

　起：腓骨远端正面

　止：第五跖骨底

　动作：背屈踝关节，外翻距下关节

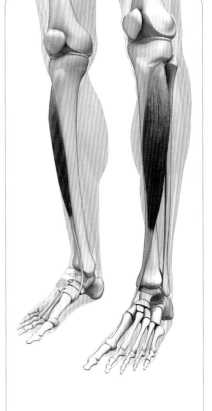

胫骨前肌

　起：胫骨前侧的上2/3处，骨间膜

　止：内侧楔骨、第一跖骨底

　动作：背屈踝关节，内旋距下关节

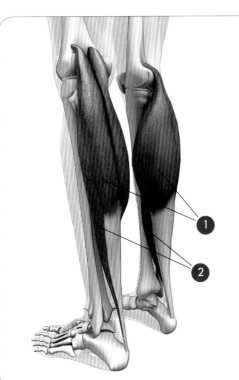

❶ 腓肠肌

　起：内侧头由股骨内上髁
　　　起，外侧头由股骨外上
　　　髁起

　止：经由跟腱到跟骨

　动作：跖屈、内翻踝关节，
　　　　屈曲膝关节

❷ 比目鱼肌

　起：腓骨头和腓骨颈后侧

　止：经由跟腱到跟骨

　动作：跖屈踝关节，内翻距
　　　　下关节

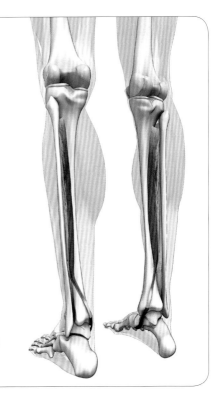

胫骨后肌

　起：胫骨和腓骨间的骨间膜

　止：舟骨、楔骨、第二至第四跖骨

　动作：跖屈踝关节，内翻距下关节，支撑纵向和横向的足弓

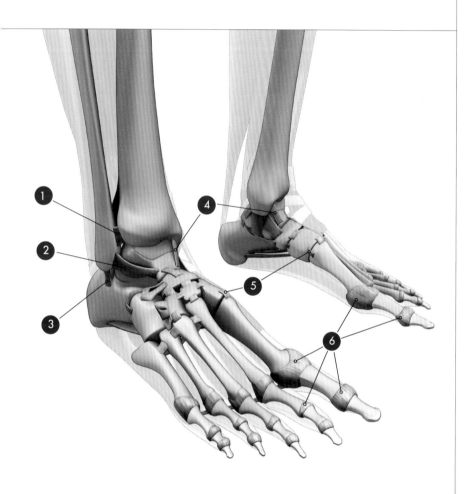

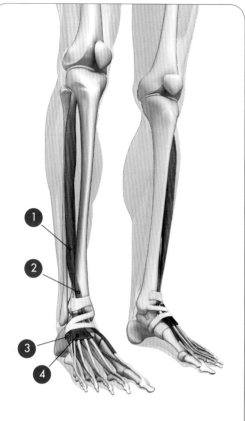

① 趾长伸肌

　起：胫骨外侧髁、腓骨头和骨间膜

　止：趾背腱膜和第二至第五脚趾的远节趾骨底

　动作：背屈踝关节、外翻距下关节、伸展脚趾的跖趾关节和趾间关节

② 踇长伸肌

　起：腓骨内侧表面、骨间膜

　止：趾背腱膜和大脚趾远端趾骨底

　动作：背屈踝关节、外翻距下关节、伸展大脚趾

③ 趾短伸肌

　起：跟骨的背侧表面

　止：趾背腱膜和第二至第四脚趾的中节趾骨底

　动作：伸展第二至第四脚趾的跖趾关节和近端指间关节

④ 伸肌腱鞘

① 胫腓前韧带　　　④ 胫距前韧带

② 距腓前韧带　　　⑤ 跖骨背侧韧带

③ 跟腓韧带　　　　⑥ 趾间关节囊

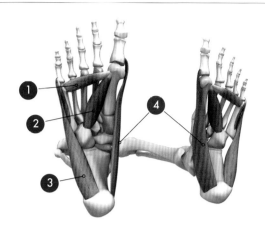

❶ 跨收肌（横头）

> 起：第三至第五脚趾的跖趾关节
> 止：经籽骨连到大脚趾近节趾骨底
> 动作：内收、屈曲大脚趾，支撑横足弓

❷ 跨收肌（斜头）

> 起：第二至第四跖骨底、外侧楔骨、骰骨
> 止：经籽骨连到大脚趾近节趾骨底
> 动作：内收、屈曲大脚趾，支撑纵足弓

❸ 小趾展肌

> 起：跟骨、足底腱膜
> 止：小趾近节趾骨底
> 动作：屈曲跖趾关节、外展小趾、支撑纵足弓

❹ 跨展肌

> 起：跟骨、足底腱膜
> 止：大脚趾近节趾骨底
> 动作：屈曲、外展大脚趾，支撑纵足弓

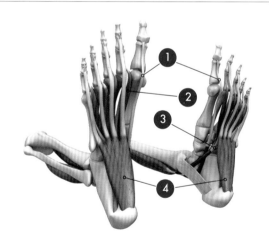

❶ 跨长屈肌

> 起：腓骨后表面、骨间膜
> 止：大脚趾远节趾骨底部
> 动作：跖曲踝关节、内翻距下关节、屈曲大脚趾、
> 　　　支撑纵足弓

❷ 蚓状肌

> 起：趾长屈肌肌腱内缘
> 止：第二至第五脚趾的趾背腱膜
> 动作：屈曲跖趾关节、伸展第二至第五脚趾的趾间
> 　　　关节、内收脚趾

❸ 趾长屈肌

> 起：胫骨后表面
> 止：第二至第五脚趾远节趾骨底
> 动作：跖曲踝关节、内翻距下关节、跖屈脚趾

❹ 趾短屈肌

> 起：跟骨、足底腱膜
> 止：第二至第五脚趾中节趾骨
> 动作：屈曲脚趾、支撑纵足弓

❶ 横膈膜

起：肋弓下缘、胸骨剑突的后表面、主动脉的
　　弓状韧带、第1～3节腰椎
止：中心腱
动作：主要的呼吸肌，协助压缩腹部

❷ 肋间肌

起：内肋间肌自肋骨上缘的表面起，外肋间肌
　　自肋骨下缘起
止：内肋间肌止于上一根肋骨下缘，外肋间肌
　　止于下一根肋骨上缘
动作：内肋间肌在呼气时降低肋骨，外肋间肌
　　在吸气时抬高肋骨

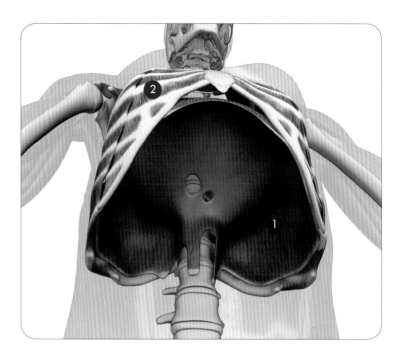

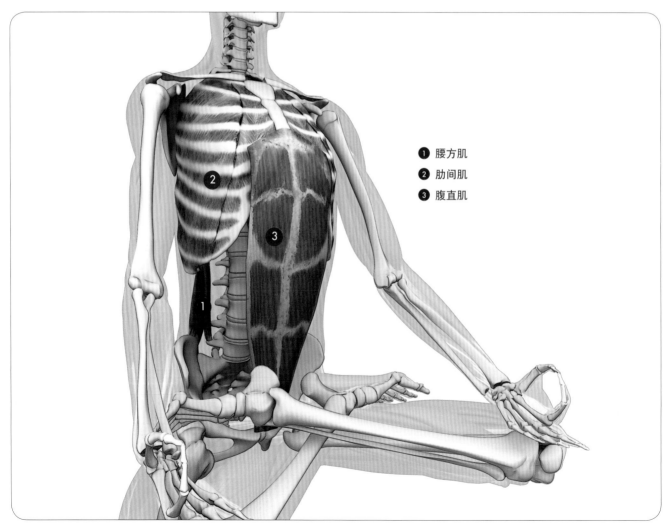

❶ 腰方肌

❷ 肋间肌

❸ 腹直肌

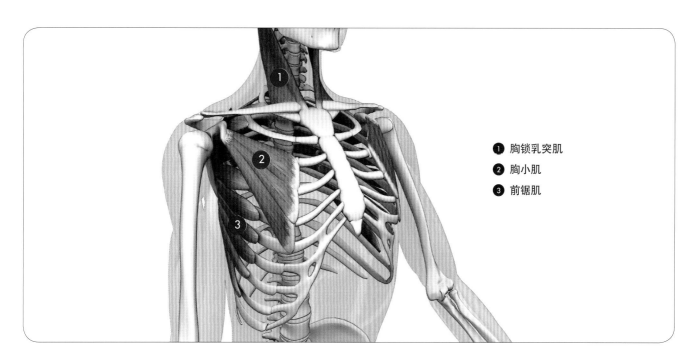

❶ 胸锁乳突肌
❷ 胸小肌
❸ 前锯肌

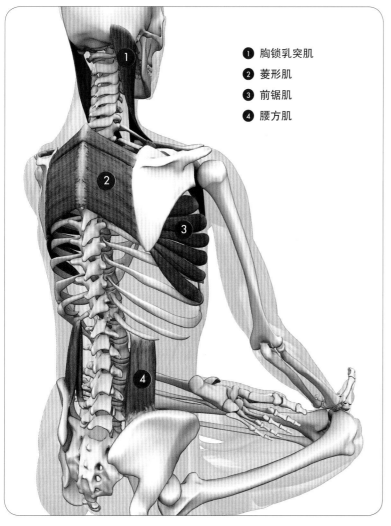

❶ 胸锁乳突肌
❷ 菱形肌
❸ 前锯肌
❹ 腰方肌

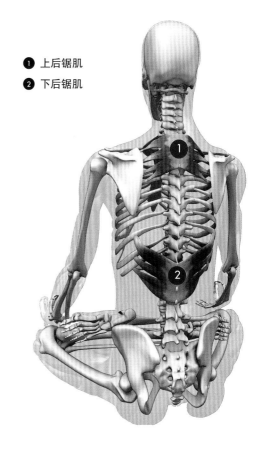

❶ 上后锯肌
❷ 下后锯肌

肌肉与韧带英文索引
INDEX OF MUSCLES AND LIGAMENTS

肌肉与韧带中文索引
INDEX OF MUSCLES AND LIGAMENTS

16划及以上

术语解释
GLOSSARY OF TERMS

外展 Abduction：远离身体中线。

呼吸辅助肌 Accessory muscles of breathing：附着在胸廓和胸腔上的肌肉，在呼气和吸气时，可增强横膈膜的运动。呼吸辅助肌包括菱形肌、胸肌、腰方肌、胸锁乳突肌和肋间肌等。

主动收缩不足 Active insufficiency：肌肉由于被缩短或拉长而无法有效移动关节的情况。比如，在龟式中，由于髋关节完全屈曲，腰肌被缩短到无法再有效屈曲髋关节。在这种情况下，必须借助身体其他部位来发挥杠杆作用，比如将双臂从膝关节下方穿过，促进髋关节的屈曲。

内收 Adduction：接近身体中线。

主动肌 Agonist：通过收缩引起关节形成特定动作的肌肉。比如，肱肌收缩，会引起肘关节屈曲。

肺泡 Alveoli：类似于囊的球状结构，其中薄薄的膜状壁是肺部气体交换的场所。

解剖学 Anatomy：研究生物结构的学科。肌肉骨骼解剖学研究骨骼、韧带、肌肉和肌腱。

拮抗肌 Antagonist：对抗主动肌运动的同时，在关节附近产生反向的动作。比如，腘绳肌是股四头肌在伸展膝关节时的拮抗肌。

前倾 Anteversion：向前倾斜。

腱膜 Aponeurosis：纤维厚实的筋膜，是肌肉的附着之处。比如，腹肌附着在腹白线上，这条厚厚的腱膜位于腹部正前方。

附肢骨骼 Appendicular skeleton：包括肩关节（肩胛带）、上肢、骨盆和下肢。

体式 Asana：梵文，指瑜伽体式。

自主神经系统 Autonomic nervous system：神经系统的一部分，主要控制无意识运动，比如呼吸、心跳、血压、消化、排汗等。它分为交感神经系统（战斗与逃跑）和副交感神经系统（休息和消化）。

中轴骨骼 Axial skeleton：包括头骨、脊柱和胸廓。

收束法 Bandha：梵文，指捆绑、锁住、稳定。利用肌群的共同收缩，可在瑜伽体式中形成收束。

生物力学 Biomechanics：将机械物理学运用在身体上。比如，收缩肱二头肌，屈曲肘关节。

腕骨 Carpals：腕关节的骨头，包括舟骨、月骨、三角骨、钩骨、头状骨、小多角骨和大多角骨。

重心 Center of gravity：物体重量分布的中心，也是该物体的平衡点。

重心投射 Center of gravity projection：向下并远离身体的重力延伸。比如在战士第三式中，重心通过手臂和后脚投射出去，使姿势保持平衡。

脉轮 Chakra：细微身内的轮状中心或者能量的集中点。脉轮可能对应着神经丛，比如，第一、第二脉轮就对应腰骶神经丛。

闭链收缩／运动 Closed chain contraction/movement：肌肉起端移动，止端静止。比如，三角式中腰肌收缩以使躯干屈曲，这就是闭链运动。

共同收缩／共同启动 Co-contraction/co-activation：同时收缩主动肌和拮抗肌以保持关节稳定。比如，同时启动腓骨长肌、腓骨短肌和胫骨后肌，能使踝关节稳定。

核心肌群 Core muscles：包括腹横肌、腹内／外斜肌、腹直肌、竖脊肌、腰肌、臀大肌和盆膈。

凝视点 Drishti：梵文，指视线的焦点。

离心收缩 Eccentric contraction：肌肉伸长，同时产生张力（收缩）。

竖脊肌 Erector spinae：包括三块与脊柱平行的深层背部肌肉，分别是棘肌、最长肌和髂肋肌。

外翻 Eversion：足底面（经由踝关节）朝着远离身体中线的方向翻转（足底朝向外侧）。这会同时使前足旋前。

伸展 Extension：增加骨骼各部分之间空间和距离的关节运动。

诱发式伸展 Facilitated stretching：一种高强度伸展方式，肌肉先充分伸展到设定长度，然后收缩肌肉一段时间。这会刺激高尔基腱器，从而产生"放松反应"，使肌肉放松、拉长。这种方式也被称为本体感觉神经肌肉促进法（PNF）。

筋膜 Fascia：包裹在肌肉外层，区隔及连接各肌肉的结缔组织。筋膜还可形成肌肉附着的腱膜。

屈曲 Flexion：减少骨骼各部分之间空间和距离的关节运动。

浮肋 Floating ribs：向后连接脊椎、向前附着于肋软骨上的五对肋骨。

前足 Forefoot：足部末梢部位，与中足相连，由跖骨和趾骨（以及相应的关节）组成。前足的动作包括脚趾的屈曲和伸展，以及足弓的加深。

盂肱关节 Glenohumeral joint：肱骨头（球）与肩胛骨关节窝连结处的球窝滑膜关节。

高尔基腱器 Golgi tendon organ：位于肌肉—肌腱连接处的感受器，能检测肌肉张力的变化并将信息传递给中枢神经系统，从而返回"放松信号"，使肌肉舒张，保护肌腱，防止肌腱被扯离骨骼。高尔基腱器在本体感觉神经肌肉促进法和诱发式伸展中都扮演重要角色。

后足 Hindfoot：通常指跟骨和距骨。后足的关节为距下关节，负责足部的内翻和外翻动作。比如，在战士第一式中，后腿的后足就是内翻的动作。

髂胫束 Iliotibial tract：沿着大腿外侧一路延伸下来的纤维状筋膜组织，最后融入膝关节囊侧面。髂胫束是阔筋膜张肌和部分臀大肌的附着之处。

撞击现象 Impingement：缩小或侵占两块骨头之间的空间的现象，可导致疼痛和炎症。比如，椎间盘突出导致神经根受压迫；肱骨头和肩峰撞击会导致肩部疼痛。

止端 Insertion：肌肉（通过肌腱）连接骨头的远端附着点，与起端相比，通常远离身体中线并且动作更多。

内翻 Inversion：足底面转向身体中线。这会同时使前足旋后。

等长收缩 Isometric contraction：肌肉产生张力，但不缩短，骨骼也不活动。

等张收缩 Isotonic contraction：肌肉缩短，并在运动过程中保持张力不变。

行动 Kriya：梵文，指动作或活动。

杠杆作用 Leverage：利用杠杆长度创造一种力学上的优势。比如，在扭转三角伸展式中，将手放在足部外侧，使用手臂的长度作为杠杆以转动身体。

肌力作用线 Line of action：力量作用或者通向身体的一条假想线。比如，在三角侧伸展式中，有一条作用线是从指尖伸展到足跟。

掌骨 Metacarpals：位于腕骨（腕关节）和手指之间的区域，即手掌心的五块骨头。

中足 Midfoot：足部的中间区域，位于前足和后足之间。中足由舟状骨、骰骨和三块楔骨组成。作用是协助前足旋后和旋前。

手印 Mudra：梵文，指封印，与收束类似。通常搭配手势，用特定方式将指尖收拢。其他类型的"手印"则是通过将身体的多种收束相结合而形成。

肌梭 Muscle spindle：肌腹内检测肌肉长度和张力变化的感受器。肌梭发出的信号传递到中枢神经系统，中枢神经系统命令肌肉收缩，以对抗伸展运动。这种反射作用能防止肌肉撕裂。

开链收缩／运动 Open chain contraction/movement：肌肉止端移动，起端静止。比如，在战士第二式中，三角肌收缩从而抬起手臂的动作就是开链运动。

起端 Origin：肌肉（通过肌腱）连接骨头的近端附着点，与止端相比，通常离身体中线更近，动作较少。

扭转 Parivrtta：梵文，指一个体式的旋转、扭转或翻转的变化式。比如，扭转三角伸展式就是三角式的扭转变化式。

骨盆带 Pelvic girdle：指髂骨、坐骨、耻骨和耻骨联合。

生理学 Physiology：研究生物机能的学科。大多数生理学过程是在无意识状态下发生的，但可受意识影响，比如呼吸和诱发式伸展。

背部运动链 Posterior kinetic chain：由一组在身体背部互相关联的韧带、肌腱和肌肉组成，包括腘绳肌、臀大肌、竖脊肌、斜方肌、背阔肌和三角肌后束。

调息法 Pranayama：一门控制呼吸的瑜伽艺术。

原动肌 Prime mover：收缩后直接产生特定动作的肌肉。比如，股四头肌收缩直接引起膝关节伸展。该词有时等同于"主动肌"。

桡侧偏移 Radial deviation：手往食指方向或远离身体中线的方向倾斜。

交互抑制 Reciprocal inhibition：大脑向主动肌发出信号使其收缩，也给拮抗肌对抗收缩的信号，使拮抗肌放松的现象。该生理学过程完全不受意识控制。

后倾 Retroversion：向后倾斜。

旋转 Rotation：绕纵轴的关节运动。比如，在挺尸式中，外旋肱骨以翻转手掌向上。

肩胛骨肱骨节律 Scapulohumeral rhythm：盂肱关节和肩胛胸廓关节同时作用，从而外展、屈曲肩关节的过程。比如，在手臂上举式中将双臂举过头的过程中就有肩胛骨肱骨节律作用。

肩胛带 Shoulder girdle：指锁骨和肩胛骨。

协同肌 Synergist：协助和微调主动肌或原动肌动作的肌肉。协同肌也可用于产生相同的动作，但效果不如主动肌明显。比如，在屈曲髋关节中，耻骨肌则为腰肌的协同肌。

真肋 True ribs：向后连接脊椎、向前连接胸骨的七对肋骨。

尺侧偏移 Ulnar deviation：手往小指方向或靠近身体中线的方向倾斜。

梵文发音与体式索引
SANSKIRT PRONUNCIATION AND POSE INDEX

梵文体式名称	梵文发音	中文体式名称	页码
Ardha Matsyendrasana	[ARE-dah MOT-see-en-DRAHS-anna]	半鱼王式	18, 23, 162
Chatush Padasana	[cha-TOOSH pah-DAHS-anna]	手抓脚桥式	72
Dandasana	[don-DAHS-anna]	手杖式	126
Dhanurasana	[don-your-AHS-anna]	弓式	12, 26, 31, 38, 58, 64
Dwi Pada Viparita Dandasana	[DWEE PAW-duh VEE-puh-ree-tuh DAWN-DAWS-uh-nuh]	双腿内收直棍式	86
Eka Pada Raja Kapotasana	[aa-KAH pah-DAH rah-JAH cop-poh-TAHS-anna]	单腿鸽王式	98
Eka Pada Viparita Dandasana	[aa-KAH pah-DAH vip-par-ee-tah don-DAHS-anna]	单腿内收直棍式	84
Gomukhasana	[go-moo-KAHS-anna]	牛面式	142
Hanumanasana	[hah-new-mahn-AHS-anna]	神猴哈努曼式	84, 86
Marichyasana I	[mar-ee-chee-AHS-anna]	圣哲玛里琪第一式	27, 124
Marichyasana III	[mar-ee-chee-AHS-anna]	圣哲玛里琪第三式	9, 14, 21, 130, 142
Natarajasana	[not-ah-raj-AHS-anna]	舞王式	106, 174
Parighasana I	[par-ee-GOSS-anna]	门闩第一式	17, 156
Parivrtta Janu Sirsasana	[par-ee-vrit-tah JAH-new shear-SHAHS-anna]	头碰膝扭转前屈伸展坐式	23, 148, 156
Parivrtta Parsvakonasana	[par-ee-vrit-tah parsh-vah-cone-AHS-anna]	三角扭转侧伸展式	118
Parsva Sukhasana	[PARSH-vah SOOK-ahs-anna]	侧扭转坐式	15, 116
Pasasana	[posh-AHS-anna]	套索扭转式	140
Paschima Namaskarasana	[POSH-chee-mah nah-moss-kar-AHS-anna]	反转祈祷式	142
Paschimottanasana	[POSH-ee-moh-tun-AWS-ah-nah]	坐立前屈式	4
Pincha Mayurasana	[pin-cha my-your-AHS-anna]	孔雀起舞式	92, 94
Purvottanasana	[purvo-tan-AHS-ahna]	反台式	10, 11, 58
Salabhasana	[sha-la-BAHS-anna]	蝗虫式	38, 58
Savasana	[shah-VAHS-anna]	挺尸式	169
Setu Bandha Sarvangasana	[SET-too BAHN-dah sar-van-GAHS-anna]	桥式	19, 70
Supta Padangusthasana, Revolving Version	[soup-tah pod-ang-goosh-TAHS-anna]	仰卧手抓脚趾腿伸展式变式	174, 185

梵文体式名称	梵文发音	中文体式名称	页码
Trianga Mukhaikapada Paschimottanasana	[tree-AWN-guh moo-KA-eh-ka-paw-duh POSH-ee-moh-tun-AWS-ah-nah]	半英雄坐前屈伸展式	62
Utthita Hasta Padangusthasana	[oo-tee-tah ha-sta pod-ang-goosh-TAHS-anna]	手抓脚趾单腿站立伸展式	106
Urdhva Dhanurasana	[OORD-vah don-your-AHS-anna]	上轮式	1, 8, 12, 19, 22, 76, 84, 86, 106, 108
Urdhva Mukha Svanasana	[OORD-vah MOO-kah shvon-AHS-anna]	上犬式	47, 58
Ustrasana	[oosh-TRAHS-anna]	骆驼式	1, 13, 28, 38, 52, 58, 106, 185
Virasana	[veer-AHS-anna]	英雄式	62
Vrksasana	[vrik-SHAHS-anna]	树式	106
Vrschikasana	[vrish-CHEE-kahs-anna]	蝎子式	92

瑜伽梵文术语	梵文发音	中文名称	页码
Asana	[AHS-anna]	体式	——
Ashtanga	[UHSSH-TAWN-gah]	阿斯汤加／八肢瑜伽	——
Bandha	[bahn-dah]	收束	26
Chakra	[CHUHK-ruh]	脉轮	45, 90
Drishti	[dr-ISH-tee]	凝视点	4
Hatha	[huh-tuh]	哈他（ha是太阳，tha是月亮）	1, 4
Jalandhara Bandha	[jah-lahn-DHA-rah bahn-dah]	扣胸收束	——
Kriya	[kr-EE-yah]	行动、活力	——
Mudra	[MOO-drah]	身印	——
Mula Bandha	[moo-lah bahn-dah]	会阴收束法	43, 50, 57, 97, 128
Namasté	[nah-moss-te (te rhymes with day)]	祈祷	142
Pranayama	[PRAH-nah-yama]	呼吸法／能量控制法	——
Susumna nadi	[sue-SHOOM-nah NAH-dee]	中脉	124
Udyana Bandha	[oo-dee-YAH-nah BAHN-dah]	腹部收束法	
Ujjayi	[oo-jy (jy rhymes with pie)-ee]	声音呼吸法／胜利呼吸法	——
Vinyasa	[vin-YAH-sah]	串联动作	——
Yoga	[YO-gah]	瑜伽	

中英文体式名称索引
CHINESE & ENGLISH POSE INDEX

出版后记

　　这一册我们将步入更进阶、更有难度的体式学习——后弯及扭转体式。什么是后弯？很简单，凡是和前弯相反的动作就是后弯。经过《精准瑜伽解剖书2》的开髋、开胯练习，相信你的腰背及骨盆的活动范围都得到了相应的拓宽，由此也能帮助身体从前弯动作过渡到后弯练习。大多数情况下，练习者不敢或者不能完成后弯动作，原因也很简单，身体核心一旦不稳，便容易瞬间失去平衡，这种不安全感会对瑜伽练习的精进之路造成很大阻碍。本书对于后弯体式练习的安排可谓循序渐进，由浅入深。从简单、易操作的蝗虫式开始，逐渐给腰腹、骨盆施加力量，以上犬式、弓式等加深后弯；再实施真正的"下腰"动作——上轮式。最后，加点难度，配合手臂平衡和倒立动作，依次练习单腿内收直棍式、蝎子式等。练习中，也要配合作者在前面就给出的体式练习技巧重点，包括诱发式伸展、主动肌和拮抗肌的对应关系、肌肉的单独启动和共同启动，以及瑜伽练习中一个核心脉门——收束法。如何启动不同的肌群去调整骨盆或腰椎的位置十分重要，相信跟随着步骤图的详解，你会理解每块肌肉、每个主要关节在体式中所承担的重要角色。

　　扭转体式也不可小觑，为什么？先来看扭转体式的定义：扭转体式是利用上、下附肢骨骼（手和脚）的连接来扭转中轴骨骼（脊椎与躯干），进而拉长核心部位的肌群——也就是利用身体某一个部位来影响其他远程部位。作者瑞隆也称这种体式涵盖了瑜伽体式的中心思想，以局部影响整体，这一点也正弥补了现代医学常定位于局部的不足。

　　本书延续了精准瑜伽解剖书系列的主旨，以解剖学、生物力学知识打底，明确了解瑜伽体式动作的有效性，避开风险，远离伤痛。请用身体去感受细微的变化，愿你习练之路重新收获身心觉醒的快乐。

本简体中文版翻译由台湾远足文化事业股份有限公司（大家出版）授权。
本中文简体版由银杏树下（北京）图书有限责任公司版权引进。

版权登记号　图字　01-2019-7701

图书在版编目（CIP）数据

精准瑜伽解剖书 . 3, 身体后弯及扭转体式 / (美)
瑞隆著；李岳凌 , 黄宛瑜译 . -- 北京 : 中国华侨出版
社 , 2019.11

　　ISBN 978-7-5113-8024-1

　　Ⅰ . ①精… Ⅱ . ①瑞… ②李… ③黄… Ⅲ . ①瑜伽—
基本知识 Ⅳ . ① R793.51

　　中国版本图书馆 CIP 数据核字（2019）第 197056 号

精准瑜伽解剖书 3：身体后弯及扭转体式

著　　者 :［美］瑞　隆
译　　者 : 李岳凌　黄宛瑜
责任编辑 : 滕　森
筹划出版 : 银杏树下
出版统筹 : 吴兴元
营销推广 : ONEBOOK
装帧制造 : 墨白空间・张静涵
经　　销 : 新华书店
开　　本 : 889mm×1194mm　　1/16　　印张 : 14.5　　字数 : 178 千字
印　　刷 : 北京盛通印刷股份有限公司
版　　次 : 2020 年 2 月第 1 版　　2020 年 2 月第 1 次印刷
书　　号 : ISBN 978-7-5113-8024-1
定　　价 : 88.00 元

中国华侨出版社　北京市朝阳区西坝河东里 77 号楼底商 5 号　邮编 : 100028
法律顾问 : 陈鹰律师事务所
发 行 部 :（010）64013086　　传真 :（010）64018116
网　　址 : www.oveaschin.com　　E-mail : oveaschin@sina.com

后浪出版咨询(北京)有限责任公司
未经许可，不得以任何方式复制或抄袭本书部分或全部内容
版权所有，侵权必究
如有质量问题，请寄回印厂调换。联系电话 : 010-64010019